W0225297

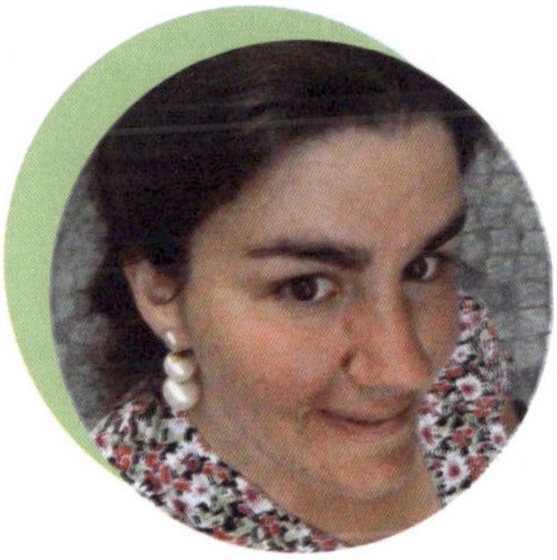

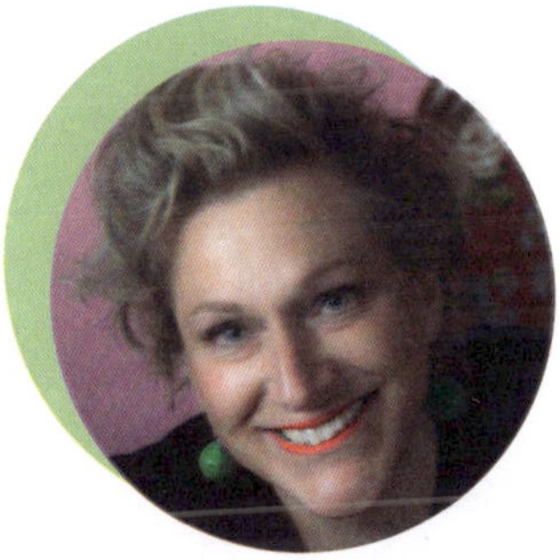

*Anna Roy lavora come ostetrica a Parigi, ma ha da sempre una passione per la divulgazione e l'insegnamento. Ha pubblicato molti libri sulla salute femminile, è editorialista del programma tv «La maison des Maternelles» di France 5 e insegna alla facoltà di Medicina.*

*Mademoiselle Caroline, pseudonimo di Caroline Capodanno, è una blogger, illustratrice e autrice di fumetti francese nata nel 1974. È autrice di diversi libri autobiografici e fa parte del Collettivo di donne fumettiste contro il sessismo, che racconta e denuncia le violenze e le discriminazioni subite da donne nell'ambito artistico.*

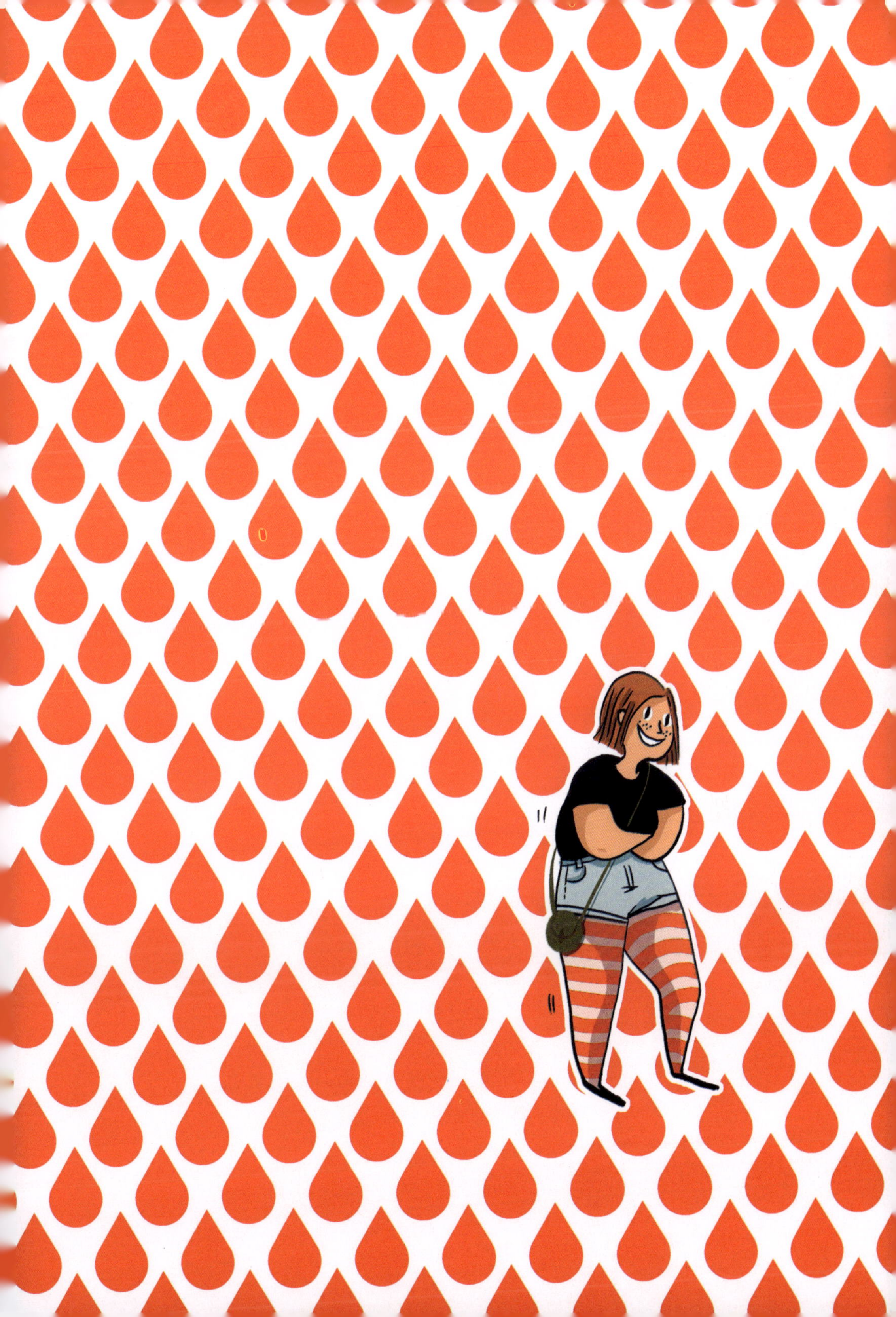

*Beaubourg*
*Il Centre Pompidou, luogo d'incontro di giovani artisti e performer, musicisti e skater, presta il nome alla collana di Edizioni Clichy che dà voce allo spirito della cultura pop, in tutte le sue espressioni: dalla musica al cinema alla danza, alla narrativa postmoderna che sappia venire incontro ai lettori più diversi. Un percorso aperto, curioso, che si apre a ogni tipo di espressione, compresa la graphic novel, e che esplora senza snobismi quello che si muove intorno a noi.*

Per la mia figlia adorata
e per tutte le future Wonder Women di questo pianeta.
M. C.



«Tout sur les règles»
de Anna Roy et Mademoiselle Caroline



*Traduzione di Francesca Ciuffi*

Edizioni Clichy
Via Tripoli, 18a
50121 Firenze
www.edizioniclichy.it

Isbn 978-88-6799-904-0

Anna Roy - Mademoiselle Caroline

# Tutto sulle mestruazioni

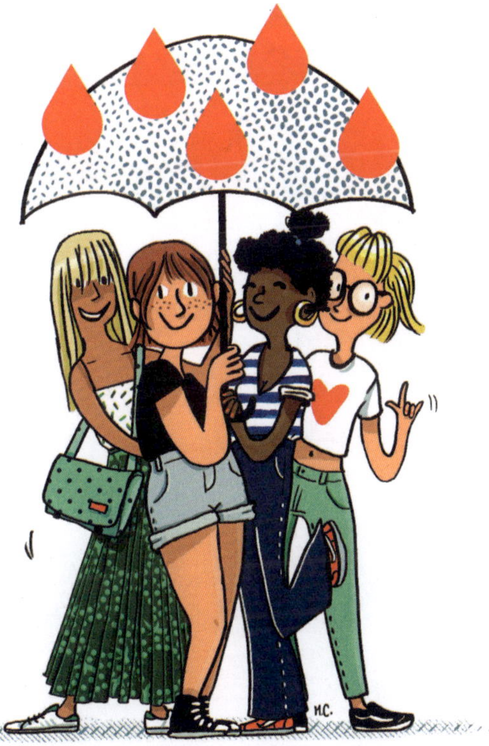


Edizioni Clichy

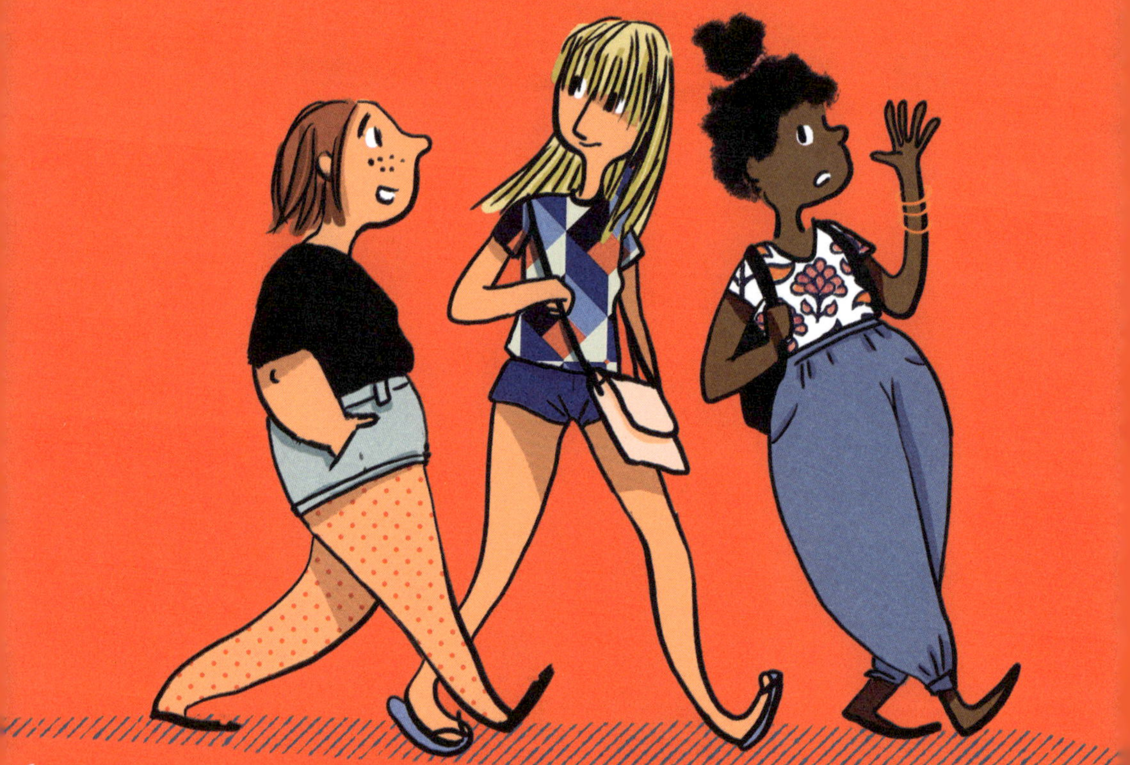

# Editoriale

Questo libro ce l'ho da tanto tempo nella testa e nel cuore.
L'ho fatto per la ragazza che ero e per la donna che sono, per la vicina che non riesce a parlare di questo argomento con sua figlia, per mia nipote di dodici anni e per quella di dieci, per la bambina che sogno di avere, per i miei figli, per mio cugino di secondo grado che osserva le ragazze con sguardo interrogativo, per le mie pazienti, per il mio collega con due bambini che stanno entrando nell'adolescenza, per tutte e tutti voi. Per tutte le persone.
Le mestruazioni sono uno dei miei argomenti quotidiani, a volte sono divertenti e gioiose, altre volte molto dolorose. Proprio come la vita! Se questo piccolo compagno di viaggio saprà aiutarvi, sarà una delle cose di cui andrò più orgogliosa!
Buona lettura a tutte e a tutti!

Anna Roy

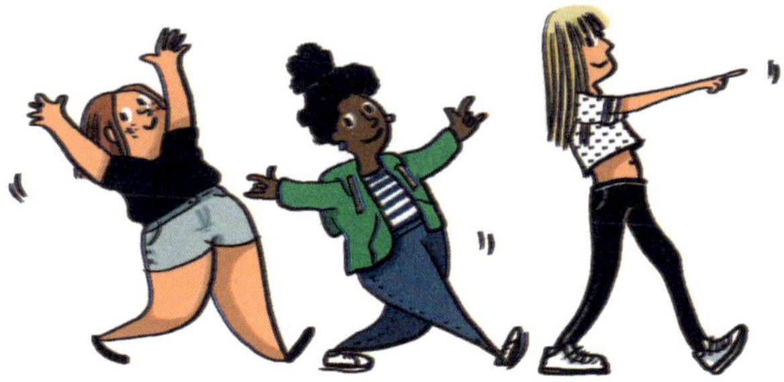

# Sommario

## Abc delle mestruazioni

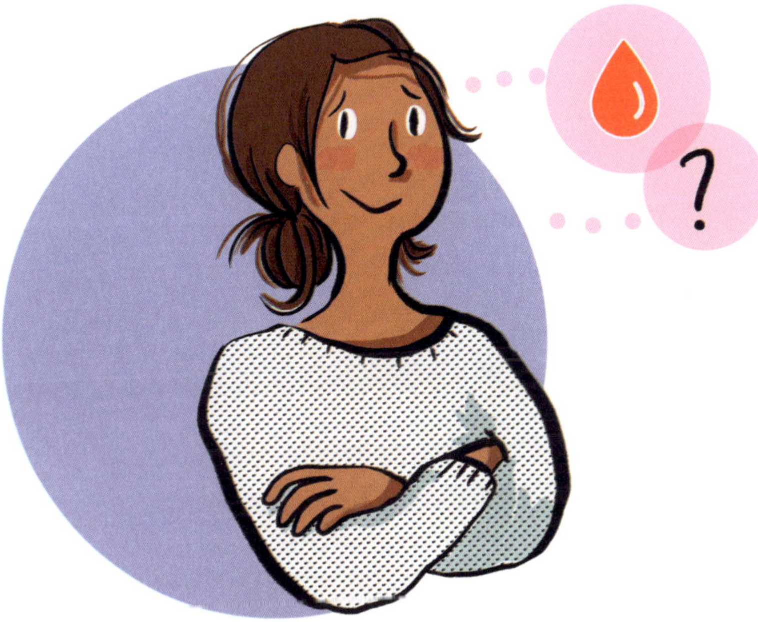

## Le mestruazioni: istruzioni per l'uso

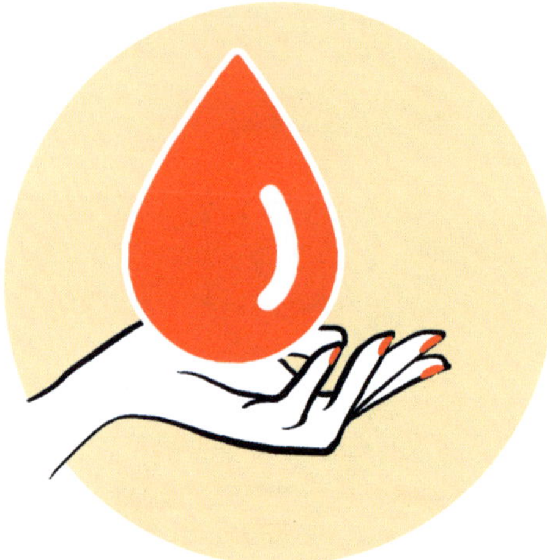

## Le mestruazioni nella vita di tutti i giorni



## Le mestruazioni e le protezioni sanitarie

## Le mestruazioni e altre questioni



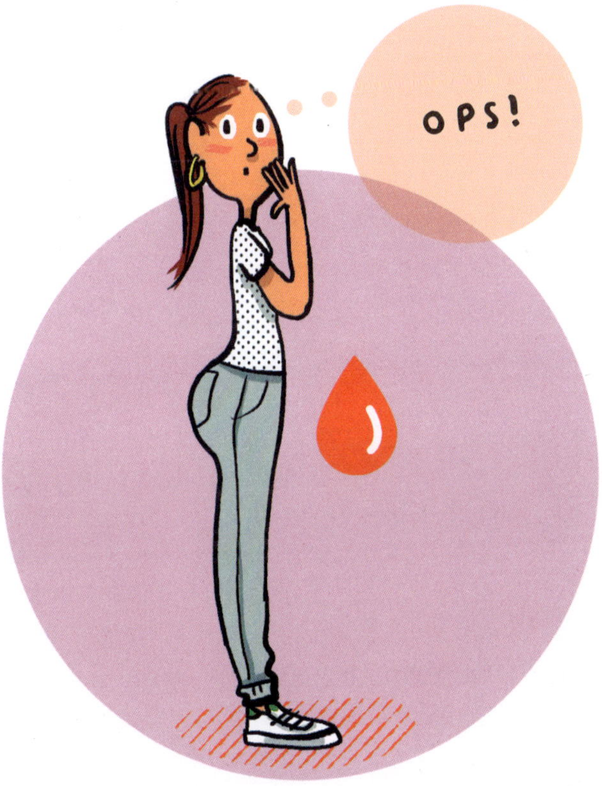

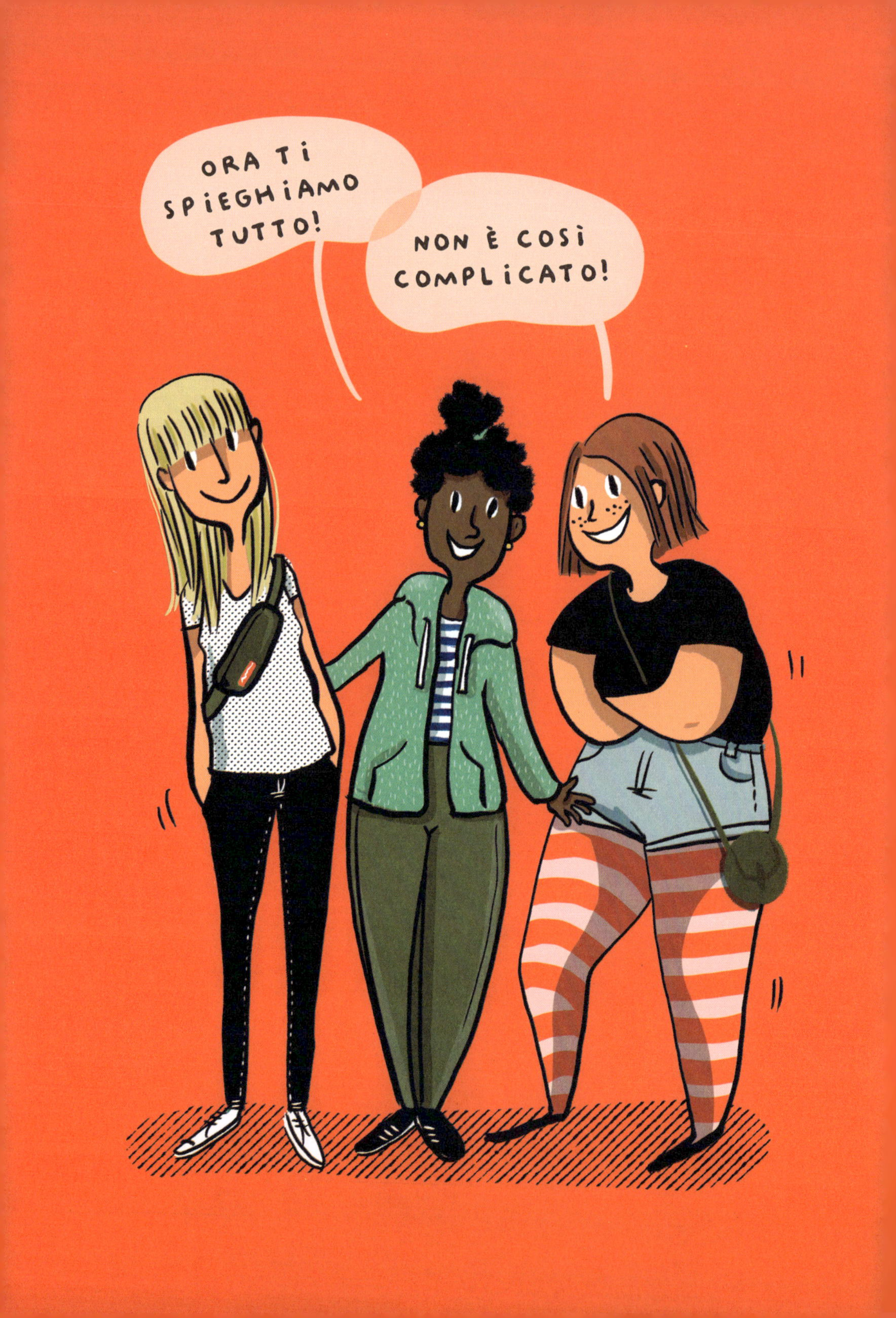
ORA TI SPIEGHIAMO TUTTO!
NON È COSÌ COMPLICATO!

# ABC
# delle mestruazioni

# Cosa sono le mestruazioni?

## Cosa significa avere le mestruazioni?

Questo libro è fatto per rispondere a tutte le domande che possono porsi le ragazze, le donne, ma anche i ragazzi e gli uomini, perché le mestruazioni sono una questione sociale.

Non è un tabù avere le mestruazioni! Dovremmo poterne parlare tranquillamente tra amiche e amici, in famiglia, a scuola, senza imbarazzo.
Avere le mestruazioni significa che più o meno una volta al mese un po' di sangue fluisce dalla vagina, a indicare che il corpo femminile funziona bene. Niente panico, potrebbe fare impressione all'inizio, ma è una manifestazione corporea naturale che sarai in grado di tenere sotto controllo per tutta la vita.

Vedremo tutto nel dettaglio nelle prossime pagine!

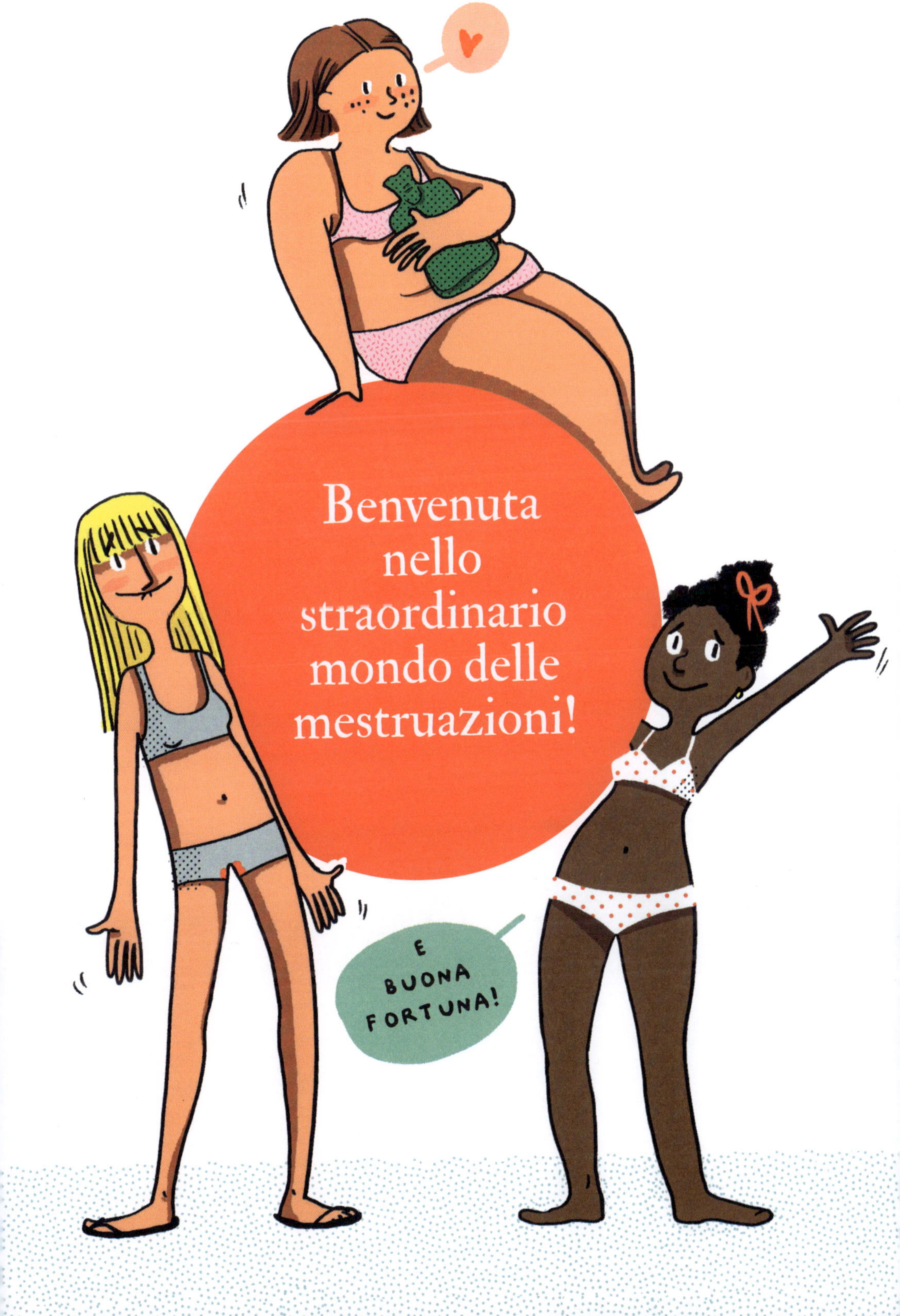
Benvenuta nello straordinario mondo delle mestruazioni!
E BUONA FORTUNA!

# Perché si chiamano così?

La parola «mestruazioni» viene dal latino mens, il mese.
Ma il bello è che tutti sembrano avere paura di pronunciare questa parola (come tutte quelle che hanno a che fare con l'intimità: vulva, vagina, pene, ecc.!)... Allora, per farsi capire... esiste un ricchissimo lessico!

Viene usato un infinito numero di espressioni!

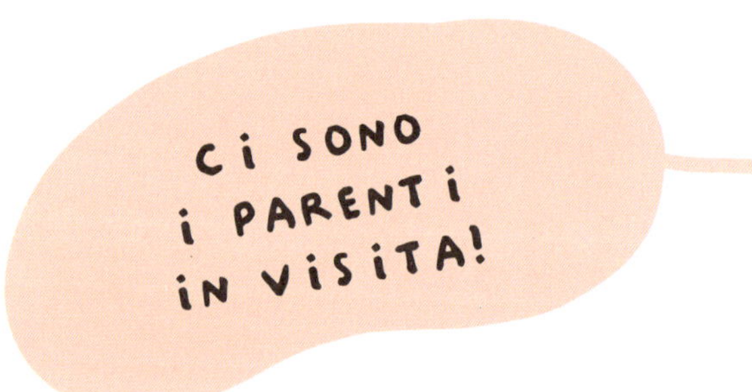

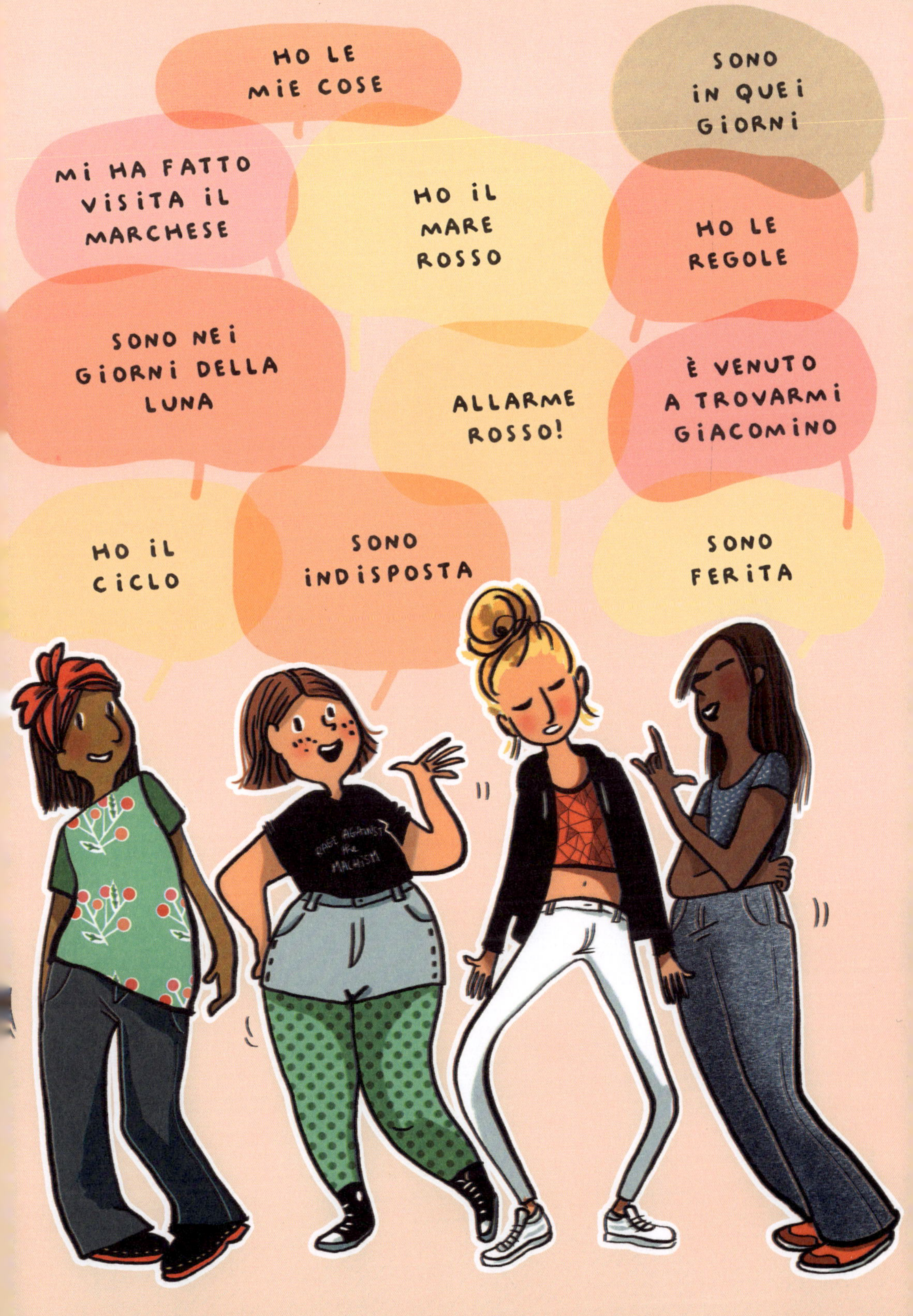
HO LE MIE COSE
SONO IN QUEI GIORNI
MI HA FATTO VISITA IL MARCHESE
HO IL MARE ROSSO
HO LE REGOLE
SONO NEI GIORNI DELLA LUNA
ALLARME ROSSO!
È VENUTO A TROVARMI GIACOMINO
HO IL CICLO
SONO INDISPOSTA
SONO FERITA

# Le mestruazioni sono sangue?

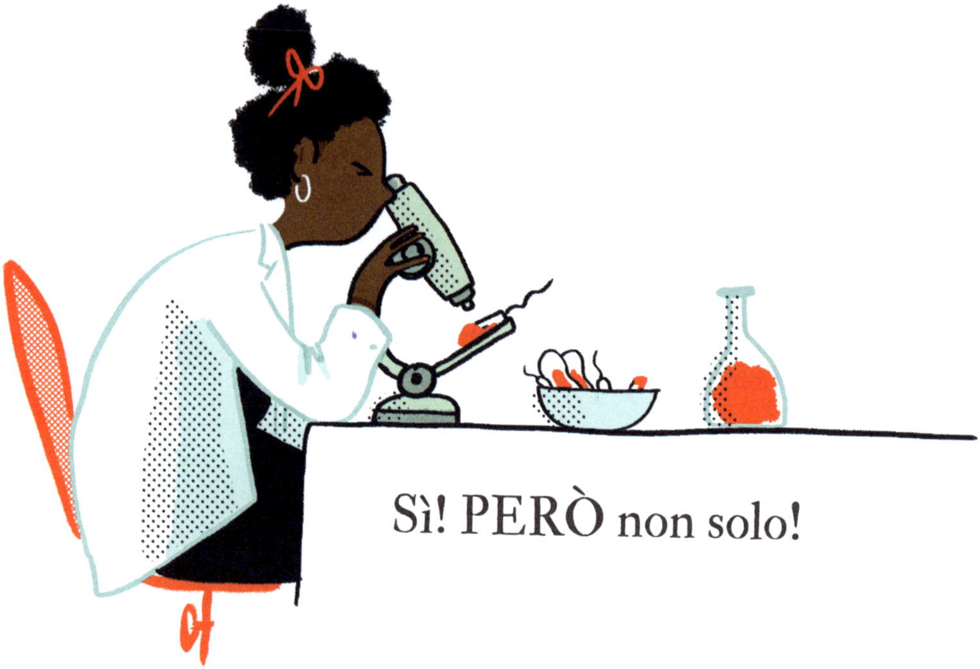

Sì! PERÒ non solo!

- Sangue (e questo già lo sapevamo).
- Secrezioni vaginali costituite dal cosiddetto microbiota vaginale, a base di super batteri che ci proteggono... non dite bleah, sono loro che ci difendono dai batteri cattivi, i virus, i funghi.
- Secrezioni cervicali del collo dell'utero, che è una specie di porta tra la vagina e l'utero.

- L'ovulo che non è stato fecondato (non pensate di trovare un semino d'uva, perché è grande circa 0,1 mm. Sembra piccolo, forse, ma in realtà non così tanto!).
- Cellule staminali (sì, proprio loro, le cellule che un giorno potrebbero riuscire a curare gravi problemi di salute. Sono in corso varie ricerche per poterle utilizzare a fini terapeutici).

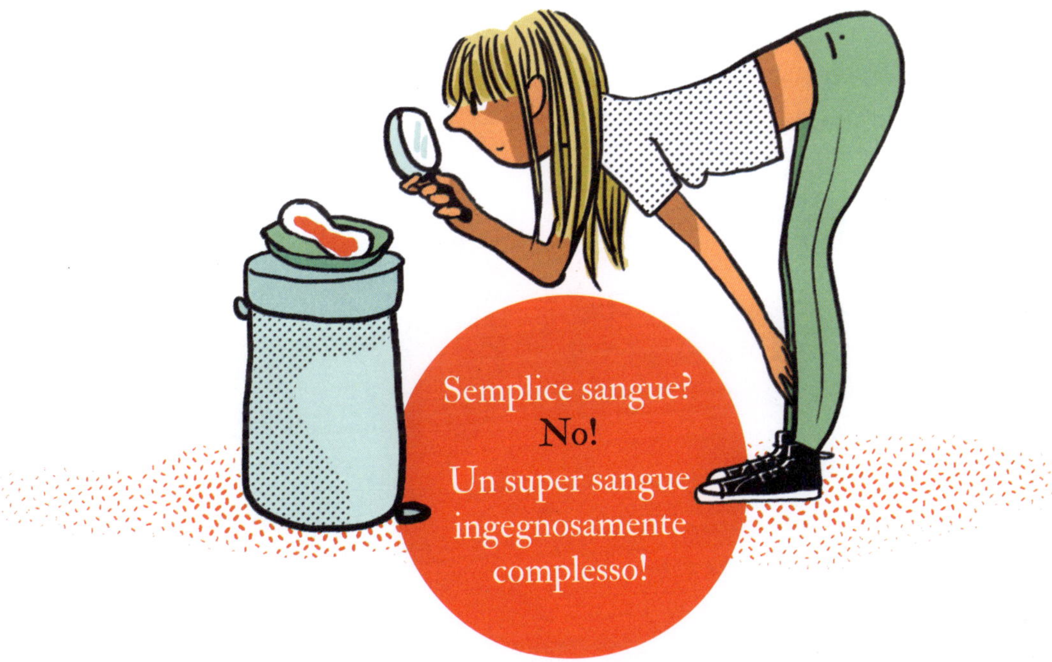

# Le mestruazioni sono «sporche»?

## Non sono sporche, ma macchiano. Non è la stessa cosa!

Non mi piace che le mestruazioni vengano definite così, è quello che si sente sempre dire e suona dispregiativo! Se questa sostanza potrebbe essere il «nido» dell'embrione (in caso di gravidanza), significa che non è sporca. Dire che è sporca, è tanto assurdo quanto dire che il latte materno è sporco. Visto che questo «nido» viene ricostruito per ogni nuovo ovocita o potenziale futuro neonato (quindi a ogni ciclo), bisogna portarlo via. Ma questo non significa che si tratti di un rifiuto. Se vogliamo fare dei paragoni, si può dire che gli escrementi o le caccole sono sporchi, perché si tratta di accumuli di rifiuti prodotti dal corpo. Le mestruazioni, il sangue materno, lo sperma, non sono rifiuti!

Però sicuramente il sangue macchia, e proprio per questo ci si procurano delle protezioni igieniche!

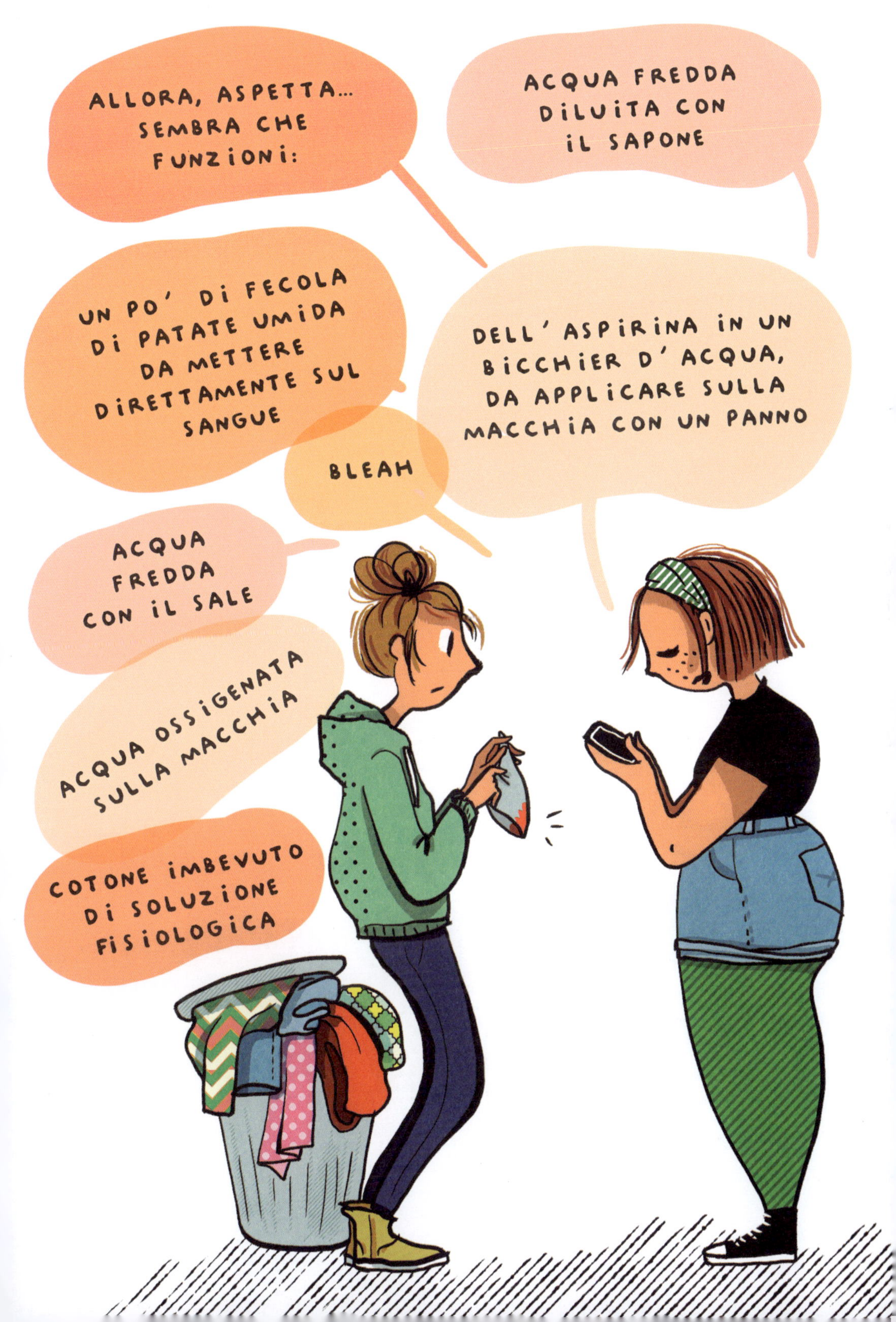
ALLORA, ASPETTA... SEMBRA CHE FUNZIONI:
ACQUA FREDDA DILUITA CON IL SAPONE
UN PO' DI FECOLA DI PATATE UMIDA DA METTERE DIRETTAMENTE SUL SANGUE
DELL'ASPIRINA IN UN BICCHIER D'ACQUA, DA APPLICARE SULLA MACCHIA CON UN PANNO
BLEAH
ACQUA FREDDA CON IL SALE
ACQUA OSSIGENATA SULLA MACCHIA
COTONE IMBEVUTO DI SOLUZIONE FISIOLOGICA

# Da dove esce il sangue mestruale?

## Le mestruazioni fluiscono dalla vagina. Ecco uno schema!

La vagina non è che un luogo di passaggio per le mestruazioni. È infatti dall'utero che esce il flusso. Diamo un'occhiata a cosa succede dentro il tuo corpo!

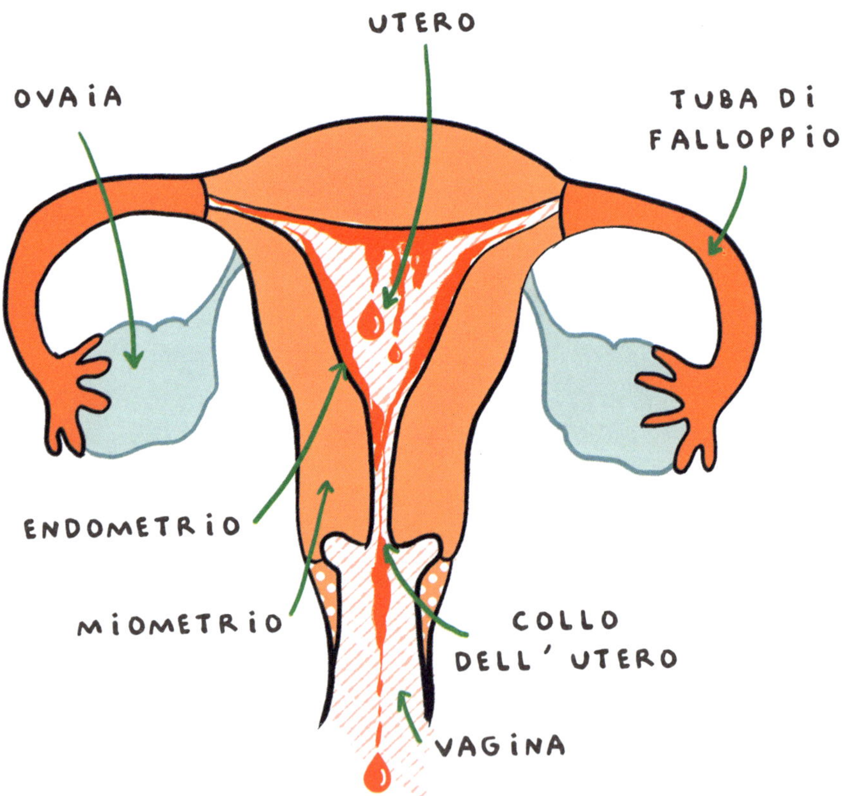

Sappi che questa è UNA rappresentazione di un apparato genitale ma che il tuo può anche non somigliargli per niente. È esattamente come per i volti, abbiamo tutti gli stessi elementi (naso, bocca, occhi...) ma ognuno ha le sue particolarità. Per i genitali femminili e i genitali maschili è precisamente la stessa cosa: sono tutti diversi.

**Buono a sapersi**
La parte più grande del clitoride (da 8 a 10 cm) è interna.

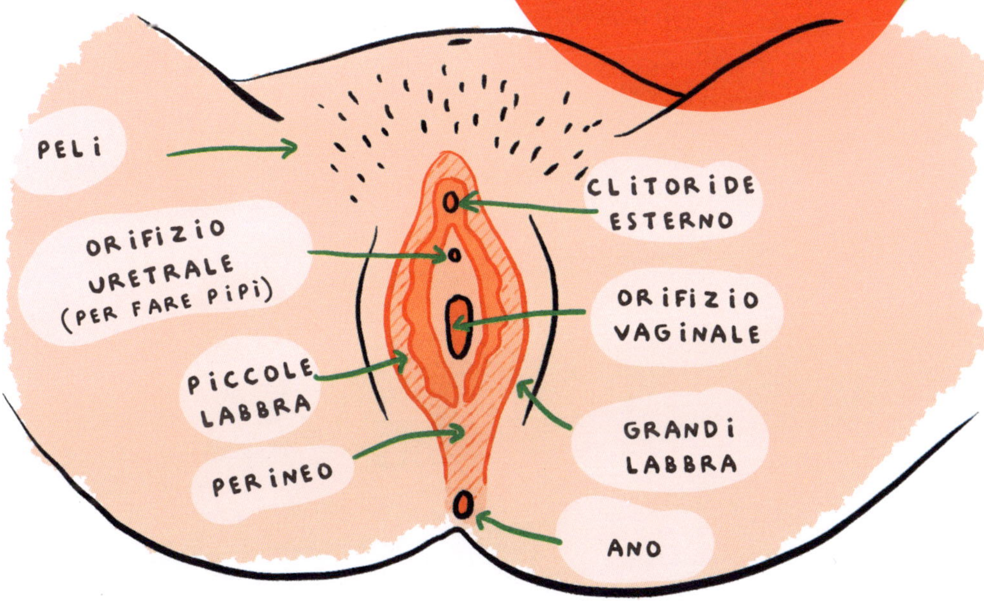


*Definizione di perineo: p. 70.

# A che età iniziano?

Le prime mestruazioni arrivano di solito intorno ai 13 anni, ma si tratta di una media. Possono arrivare quando ne hai 10 come quando ne hai 16! Se si fanno aspettare troppo, puoi consultare un(a) professionista della salute. Quindi l'avrai capito: per le mestruazioni non esistono norme, ogni corpo è unico.

Dal momento in cui arrivano iniziano a crescere dei peli sul pube e sotto le ascelle, nel giro di un paio d'anni il seno cresce e per qualche mese si hanno delle perdite bianche.

Tra le prime e le ultime mestruazioni... passano decine e decine di anni... centinaia di cicli e di conseguenza centinaia di giorni di mestruazioni!

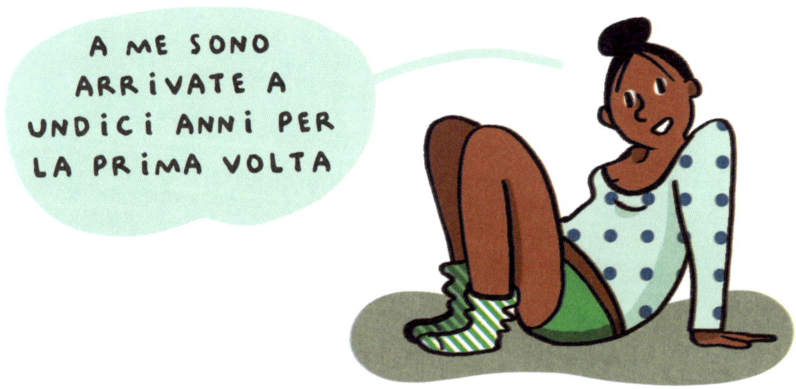
A ME SONO ARRIVATE A UNDICI ANNI PER LA PRIMA VOLTA

# A che età finiscono?

Un giorno questa cosa finisce. Si chiama menopausa. In media succede quando hai 51 anni. Ma ciò non significa che le donne non sono più donne! Le mestruazioni possono anche fermarsi per altre ragioni (vedi a p. 88).

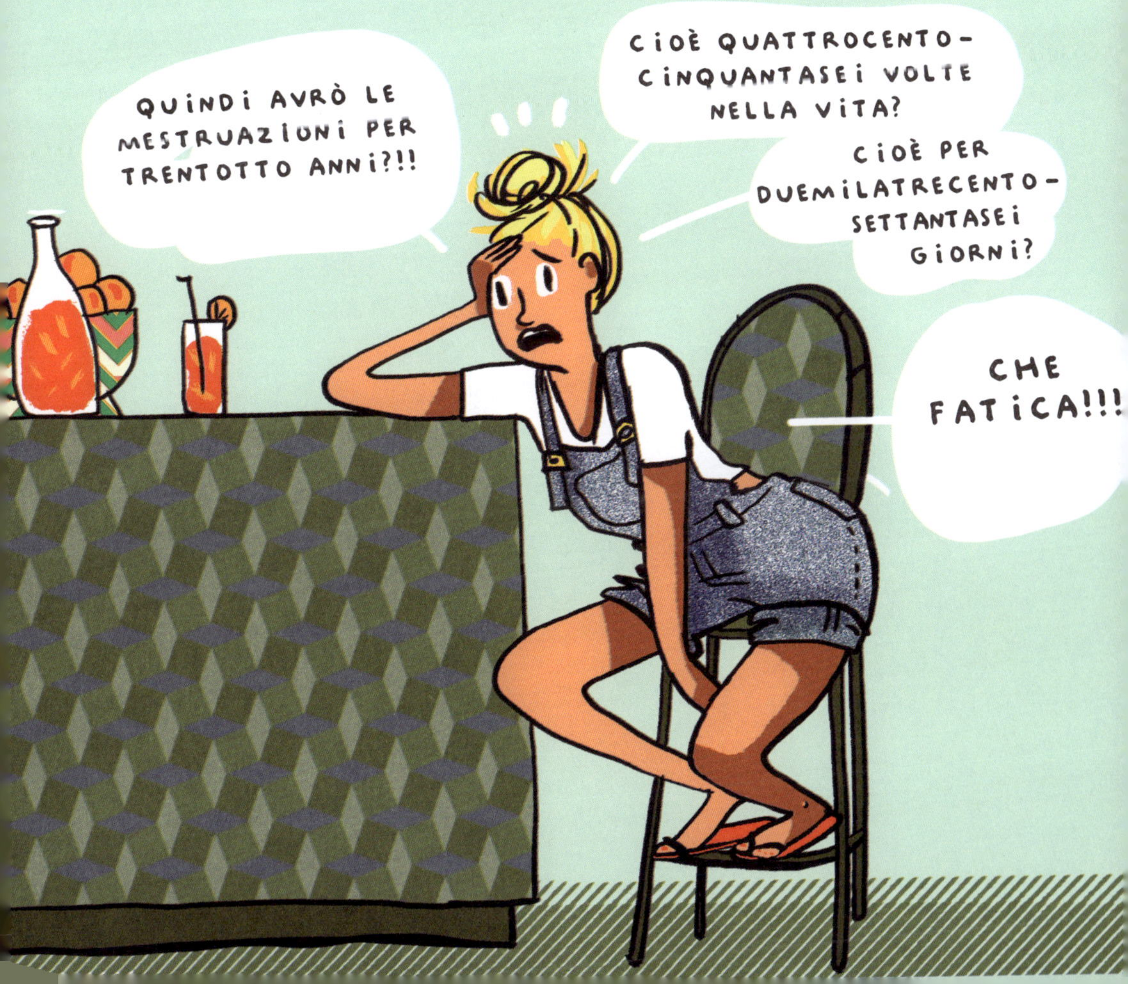
QUINDI AVRÒ LE MESTRUAZIONI PER TRENTOTTO ANNI?!!
CIOÈ QUATTROCENTO-CINQUANTASEI VOLTE NELLA VITA?
CIOÈ PER DUEMILATRECENTO-SETTANTASEI GIORNI?
CHE FATICA!!!

# Mestruazioni = sono una donna?

Forse vi deluderò, ma non del tutto!
Sono uno dei segni della pubertà, sicuramente il più spettacolare. Il vocabolario Treccani dice: «La pubertà è il periodo della vita umana che corrisponde all'inizio della maturità sessuale, accompagnato da un rapido sviluppo dell'apparato genitale, dalla comparsa dei caratteri sessuali secondari e da un acceleramento della crescita corporea». Questo include: le mestruazioni, i peli pubici, il seno, il sudore, eventuali brufoli, gli scatti di crescita, ecc.!

Avere le mestruazioni significa che teoricamente il nostro corpo è capace di produrre un neonato, se lo si desidera (per sintetizzare...! Ma andiamo avanti...).

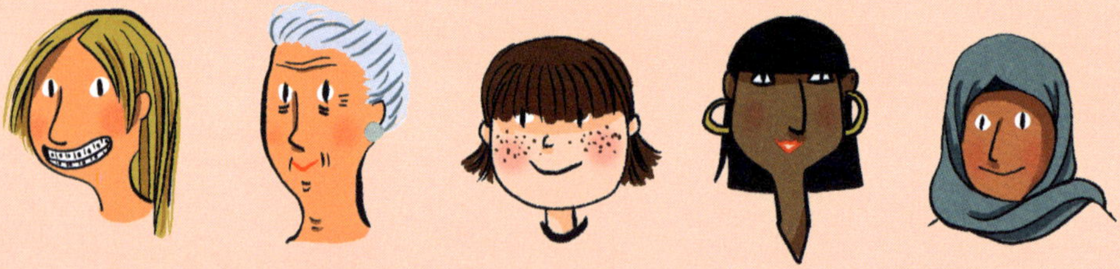

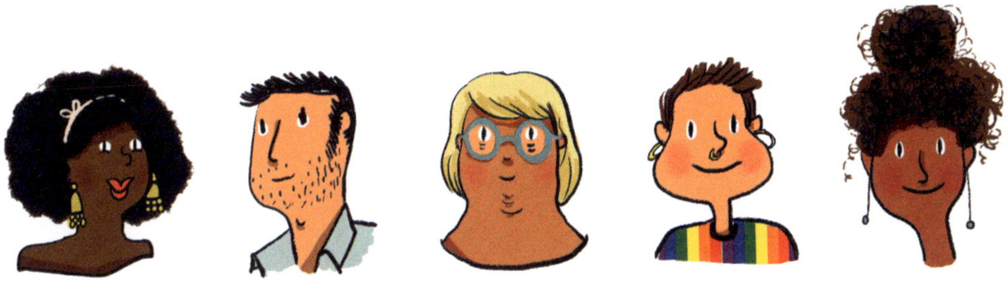

La buona notizia è: abbiamo un corpo che funziona bene! Ma essere capaci di avere figli non ha niente a che vedere con il fatto di essere una donna.

## Per esempio:

Elisabetta, 72 anni, non ha più le mestruazioni da una ventina d'anni. È una donna.
Maria, 9 anni, ha già le mestruazioni. Non è una donna, è una bambina.
Chadia, 28 anni, è incinta per la prima volta. Non ha le mestruazioni. È una donna.
Andrea, 37 anni, soffre di una patologia che la porta a non avere mai le mestruazioni. È una donna.
Carolina, 26 anni, allatta suo figlio. Non ha le mestruazioni da tre anni. È una donna.
Melania, 24 anni, prende un contraccettivo che interrompe le mestruazioni. È una donna.
Marco, 23 anni, ha le mestruazioni. È nato in un corpo femminile ma si è sempre sentito un uomo.

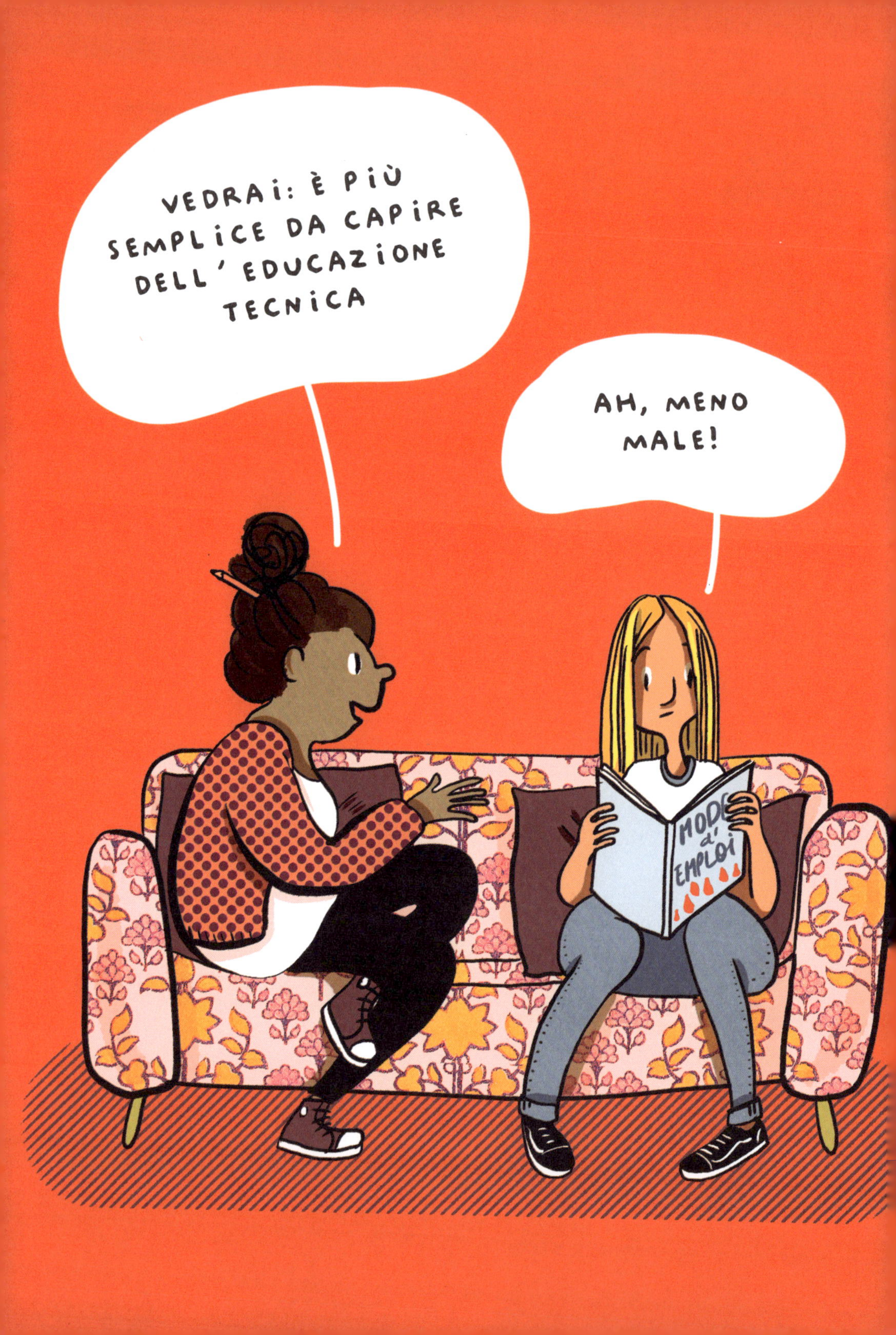
VEDRAI: È PIÙ SEMPLICE DA CAPIRE DELL'EDUCAZIONE TECNICA
AH, MENO MALE!
MODE d'EMPLOI

# Le mestruazioni: istruzioni per l'uso

# Quanto durano?

## Le mestruazioni durano tra 3 e 6 giorni!

È importante sapere che, a seconda dei giorni:

- L'abbondanza del flusso può variare: i primi e gli ultimi giorni è solitamente meno abbondante che negli altri...
- Il colore può variare: rosato, rosso sangue, marrone, tutte le sfumature di rosa, rosso e marrone!
- Le consistenza può essere diversa: vischiosa, fluida, densa, ecc.

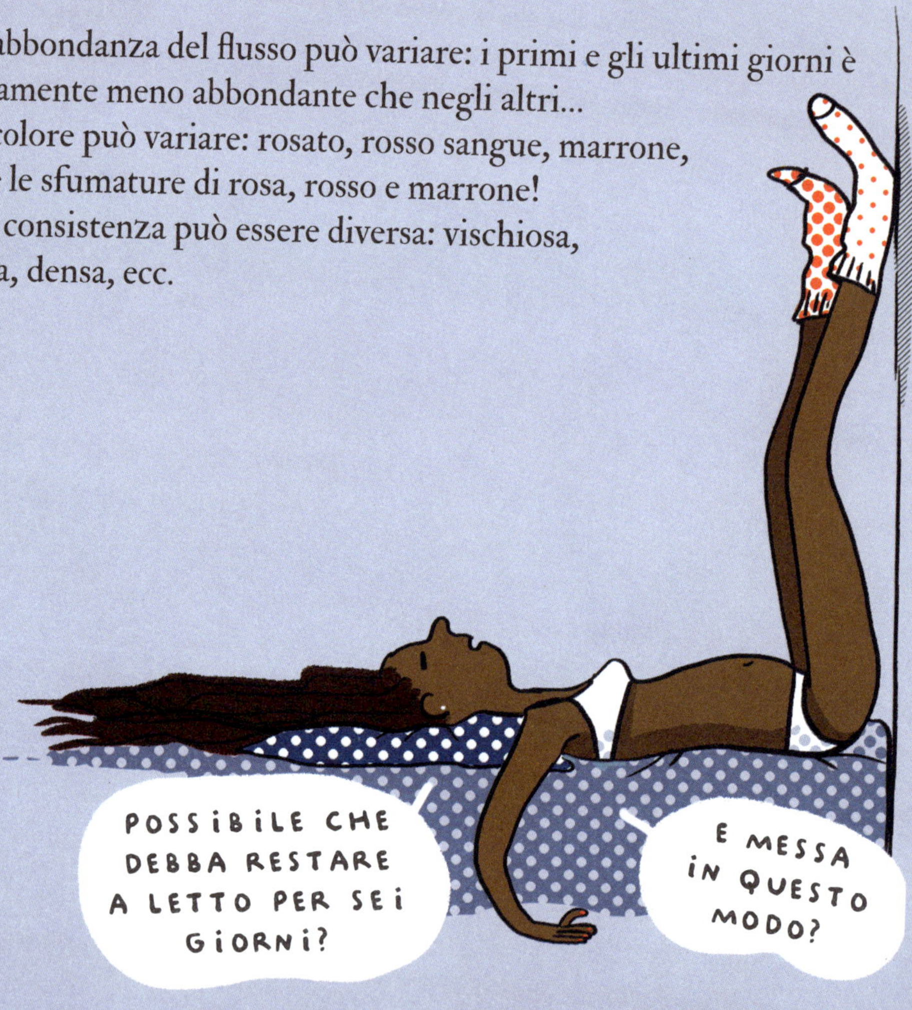
POSSIBILE CHE DEBBA RESTARE A LETTO PER SEI GIORNI?
E MESSA IN QUESTO MODO?

- La sensazione di dolore, le sensazioni corporee e quelle fisiche possono anch'esse differire da un giorno all'altro.
- I giorni in cui non abbiamo le mestruazioni non sono tutti uguali ed è normale che sia così!

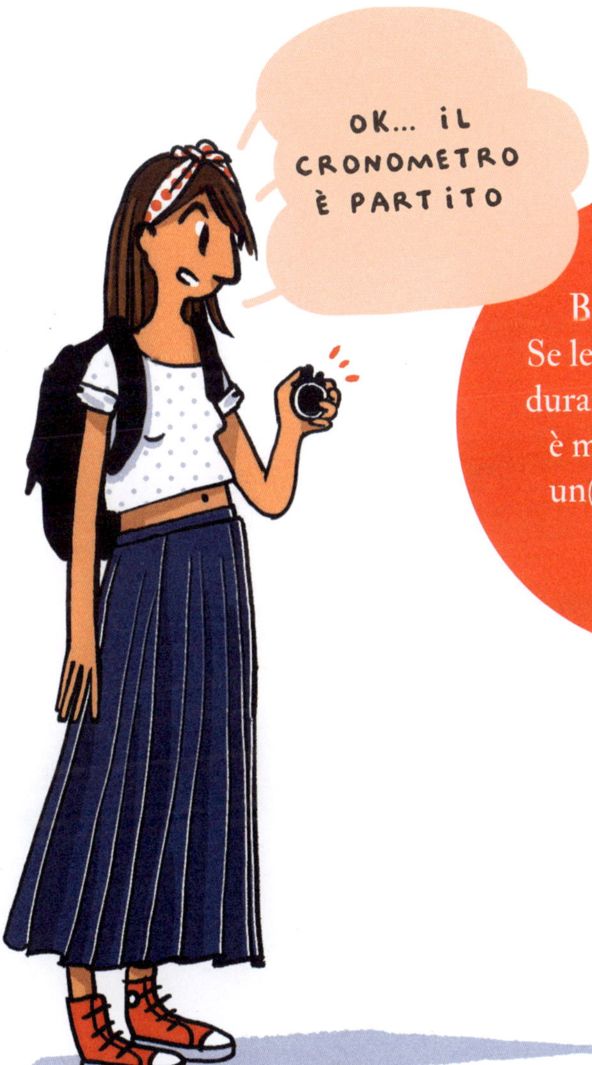


**Buono a sapersi**
Se le tue mestruazioni durano più di 6 giorni, è meglio consultare un(a) professionista della salute.

# Ogni quanto arrivano?

## La media è di 28 giorni ma in realtà può variare dai 21 ai 35!

Per chiarezza: questo arco di tempo va dal primo giorno di mestruazioni alla vigilia del giorno di quelle successive, e non dal giorno della fine delle mestruazioni a quello successivo.

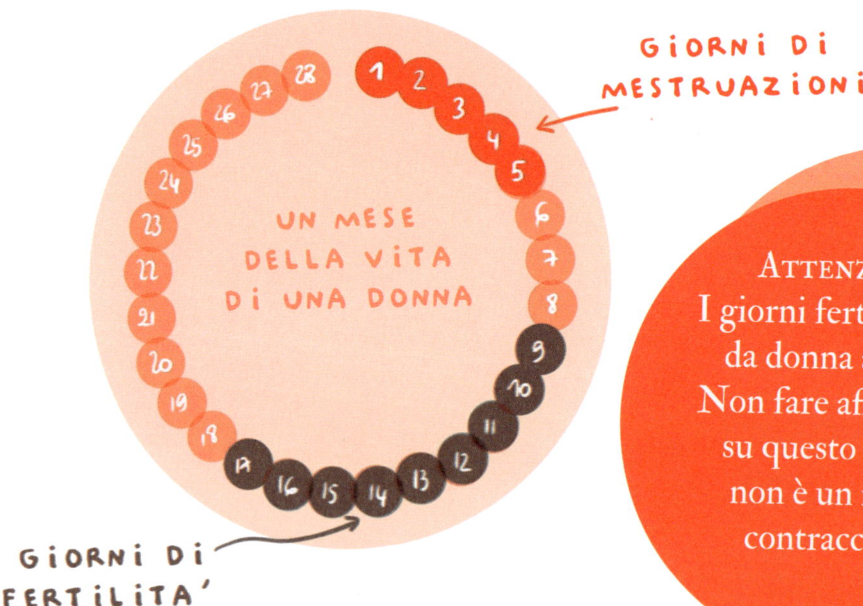


**Attenzione!**
I giorni fertili variano da donna a donna. Non fare affidamento su questo schema: non è un metodo contraccettivo.

Puoi essere precisa come uno spartito! Oppure tutto il contrario! O ancora puoi essere puntuale come un orologio e poi qualche avvenimento (un esame, un trauma psicologico, una malattia, una rottura ecc.) può scombinare il tuo ciclo!

**Buono a sapersi**
Per capire quando arriveranno le tue mestruazioni, puoi scaricare facilmente delle applicazioni gratuite per lo smartphone! Ma anche una semplice agenda può fare al caso tuo!

I primi mesi di mestruazioni sono spesso irregolari. Talvolta bisogna aspettare un anno perché i cicli si regolarizzino.

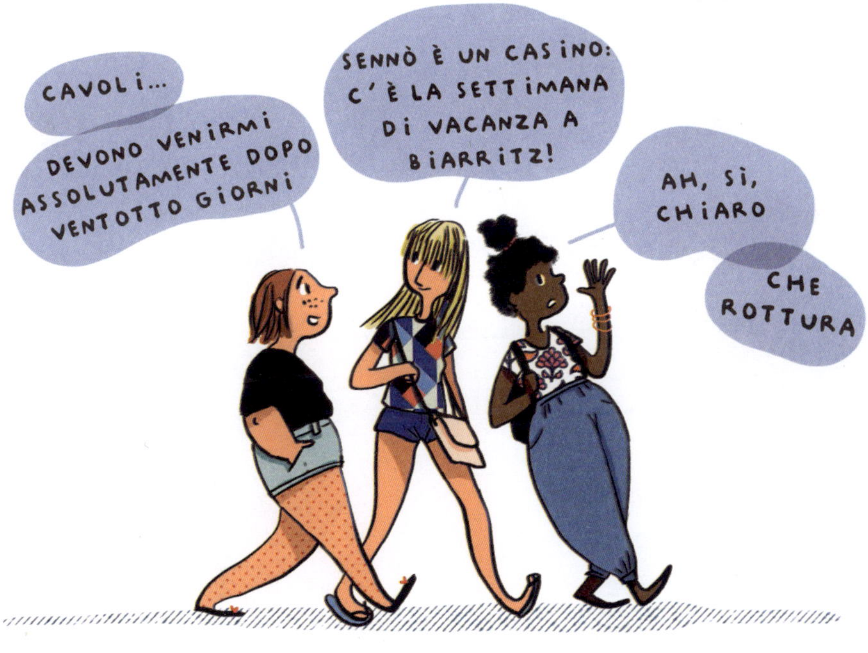
CAVOLI...
DEVONO VENIRMI ASSOLUTAMENTE DOPO VENTOTTO GIORNI
SENNÒ È UN CASINO: C'È LA SETTIMANA DI VACANZA A BIARRITZ!
AH, SÌ, CHIARO
CHE ROTTURA

# Quanto sangue esce?

Hai l'impressione di perdere una bottiglia di sangue a ogni ciclo? In realtà ne perdiamo solo una tazzina da caffè (da 35 a 70 ml). Sì sì, lo giuro, parola di ostetrica!
Questa quantità corrisponde a un assorbente esterno o interno, 6 volte al giorno massimo.
**Direi che è una buona notizia, no?**

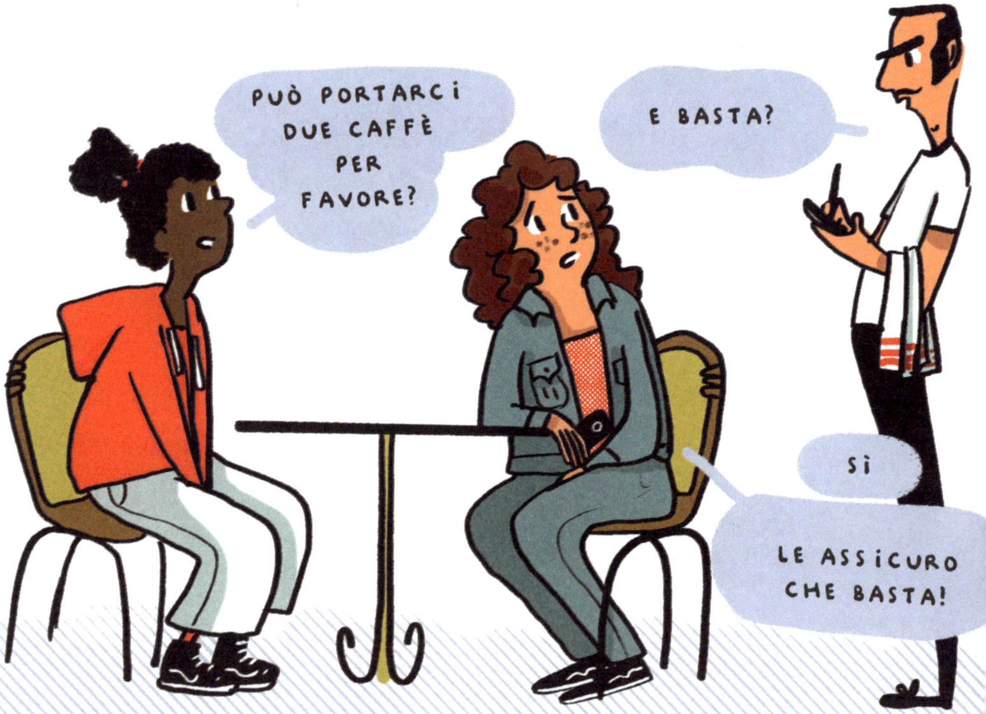
PUÒ PORTARCI DUE CAFFÈ PER FAVORE?
E BASTA?
SÌ
LE ASSICURO CHE BASTA!

## Sei convinta di sanguinare molto di più... come fare a capirlo?

Ci sono due cose che devono metterti la pulce nell’orecchio.
1) Se sei costretta a raddoppiare le tue protezioni per evitare perdite (1 assorbente interno + 1 assorbente esterno, per esempio).
2) Se sei costretta a cambiare le tue protezioni ogni due ore.

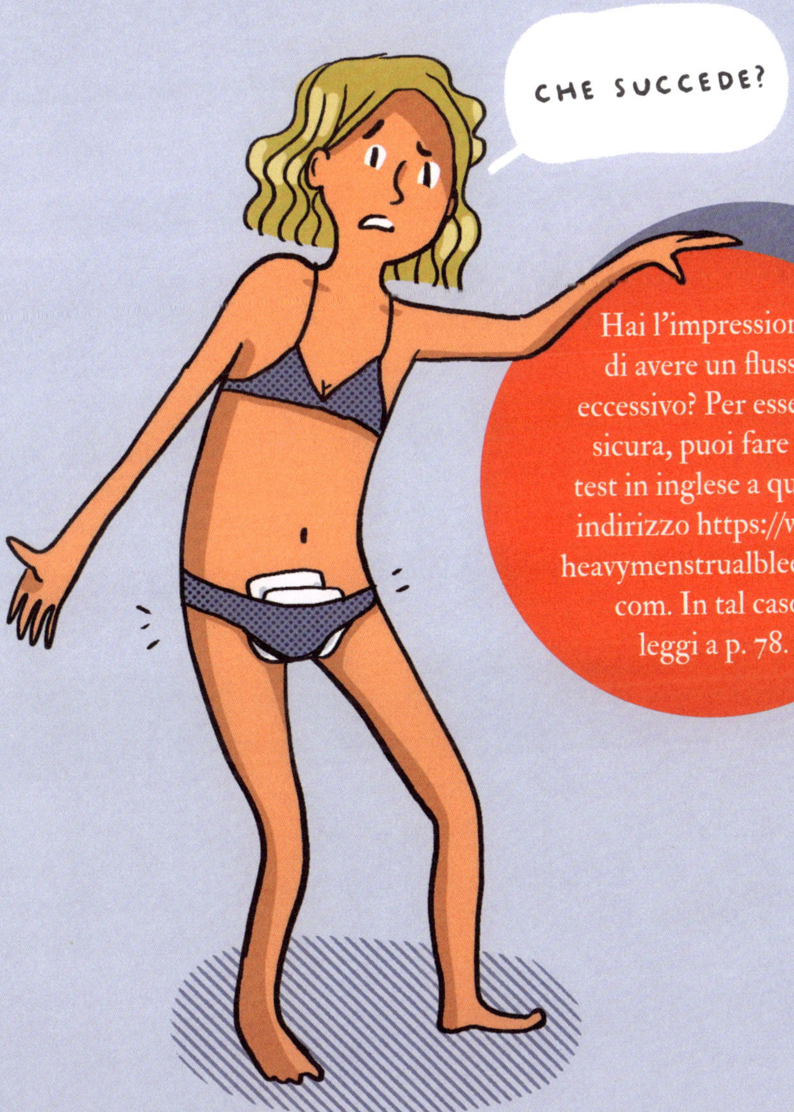


Hai l’impressione di avere un flusso eccessivo? Per esserne sicura, puoi fare un test in inglese a questo indirizzo https://www.heavymenstrualbleeding.com. In tal caso, leggi a p. 78.

# Fanno male o no?

AFFINCHÉ IL FLUSSO MESTRUALE FUORIESCA DALL'UTERO, È NECESSARIO CHE L'UTERO, CHE È UN MUSCOLO, SI CONTRAGGA.

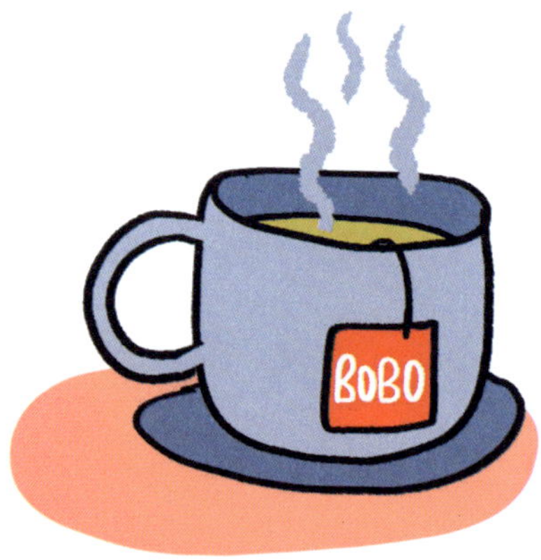


Facciamo un confronto con il muscolo del polpaccio!
- Può contrarsi senza che proviamo dolore.
- Può contrarsi e far male ma passare in fretta, come un piccolo crampo per esempio. È sgradevole e doloroso, ma dura poco.
- Può contrarsi e fare male a lungo, come una contrattura. È doloroso, e può essere anche molto molto doloroso.
- Può contrarsi e, se abbiamo problemi di salute legati al polpaccio, fare un male atroce.

L'utero e le contrazioni mestruali sono un po' la stessa cosa.
- Possono non fare male per niente. Tanto meglio!
- Possiamo provare un po' di dolore senza che sia veramente fastidioso, perché passa in fretta. È sgradevole o doloroso per brevi momenti. Non si sente il bisogno di prendere medicine, si può fare la propria vita normalmente.
- Può fare molto male anche a prescindere da altri problemi di salute. Il dolore c'è, un po' o molto. C'è bisogno di prendere degli antidolorifici che lo facciano passare.
- Può fare molto male, un male atroce, a causa di un problema di salute. In questo caso, gli antidolorifici classici non funzionano adeguatamente. Vedi a p. 74 e 76.

Se non ti fa tanto male, è fantastico! Al contrario, se ti fa troppo male, è importante che tu venga visitata, e quindi occorre consultare un medico!

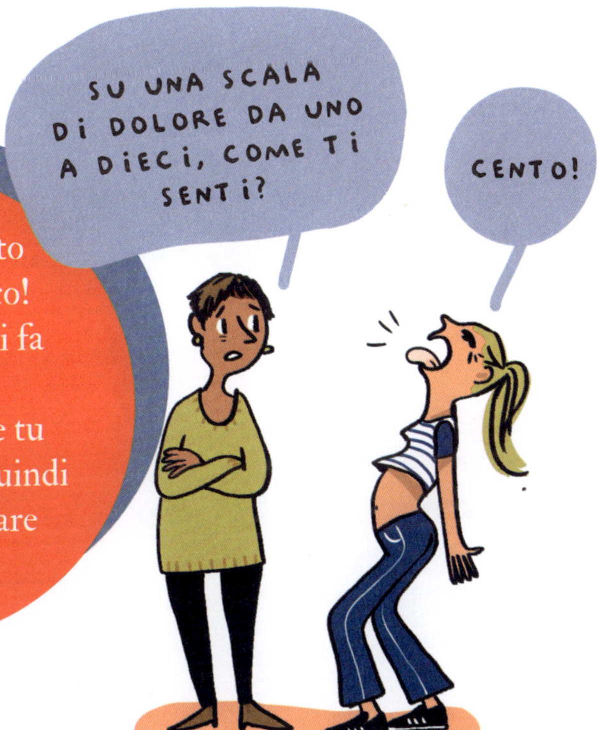
SU UNA SCALA DI DOLORE DA UNO A DIECI, COME TI SENTI?
CENTO!

# Quando fanno male cosa faccio?

Si può provare con:

- Il calore (una borsa dell'acqua calda, un cuscino di noccioli di ciliegia, una copertina elettrica). Ci sono anche dei cerotti autoriscaldanti che possono rivelarsi molto utili, perché possono essere discretamente nascosti dallo spessore dei pantaloni.

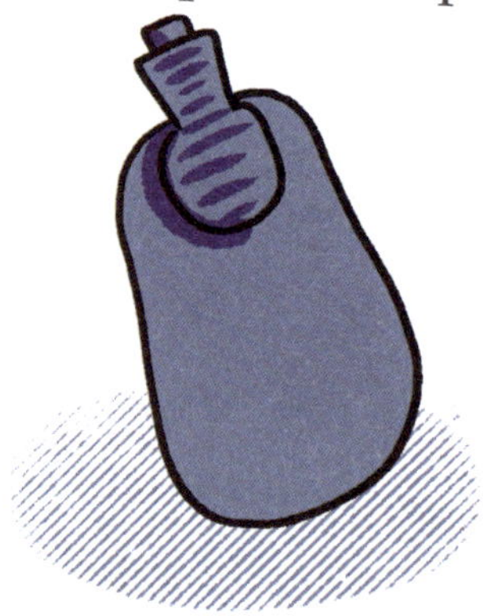

- Il pensiero positivo! A condizione ovviamente che il dolore non sia troppo forte.
- La prevenzione, grazie alle applicazioni per smartphone che ci consentono di sapere quando le mestruazioni arriveranno, così da non essere colte alla sprovvista.

- Provare a fare sport o camminare: secerniamo endorfine e ci ossigeniamo, e questo ci fa bene!

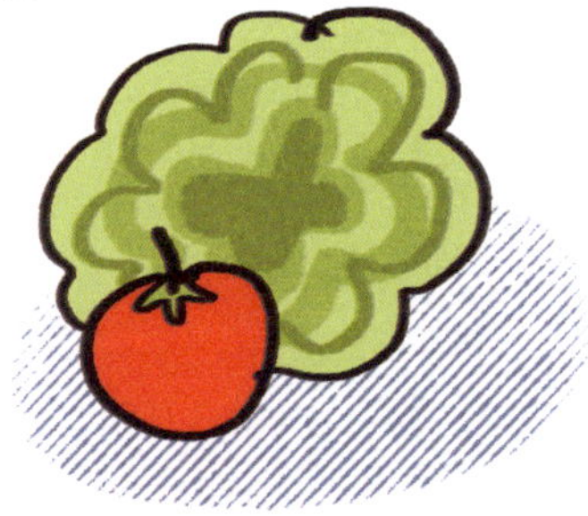

- Un'alimentazione che non comprenda schifezze!

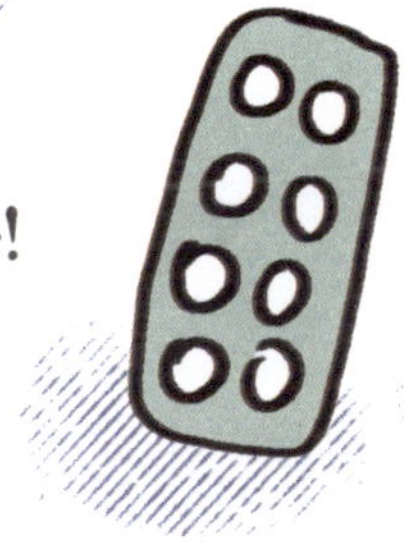

- Le medicine, sotto consiglio di un(a) farmacista o della propria famiglia.

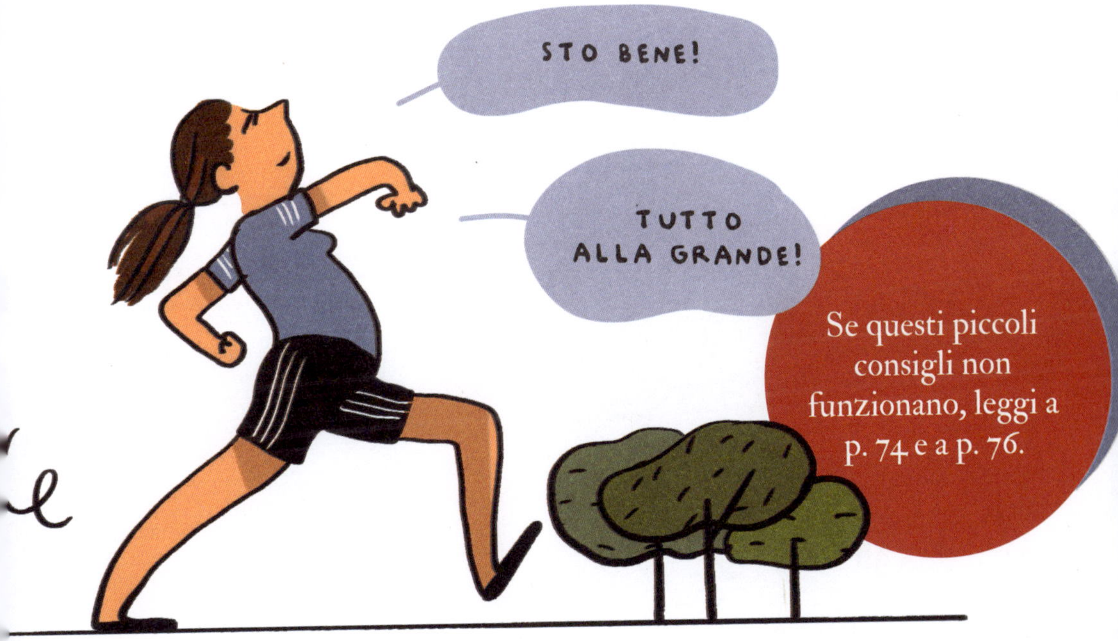


Se questi piccoli consigli non funzionano, leggi a p. 74 e a p. 76.

# Siamo un po' strane prima, no?

## È POSSIBILE CHE TU ABBIA SENTITO PARLARE DI «SINDROME PREMESTRUALE»!

Alcune ne soffrono e altre per niente. È un po' come per la storia del dolore e del fastidio. Alcune avranno tutti i sintomi, e altre nessuno! Se questi sintomi più o meno spiacevoli ci sono, si presentano nella settimana che precede le mestruazioni.

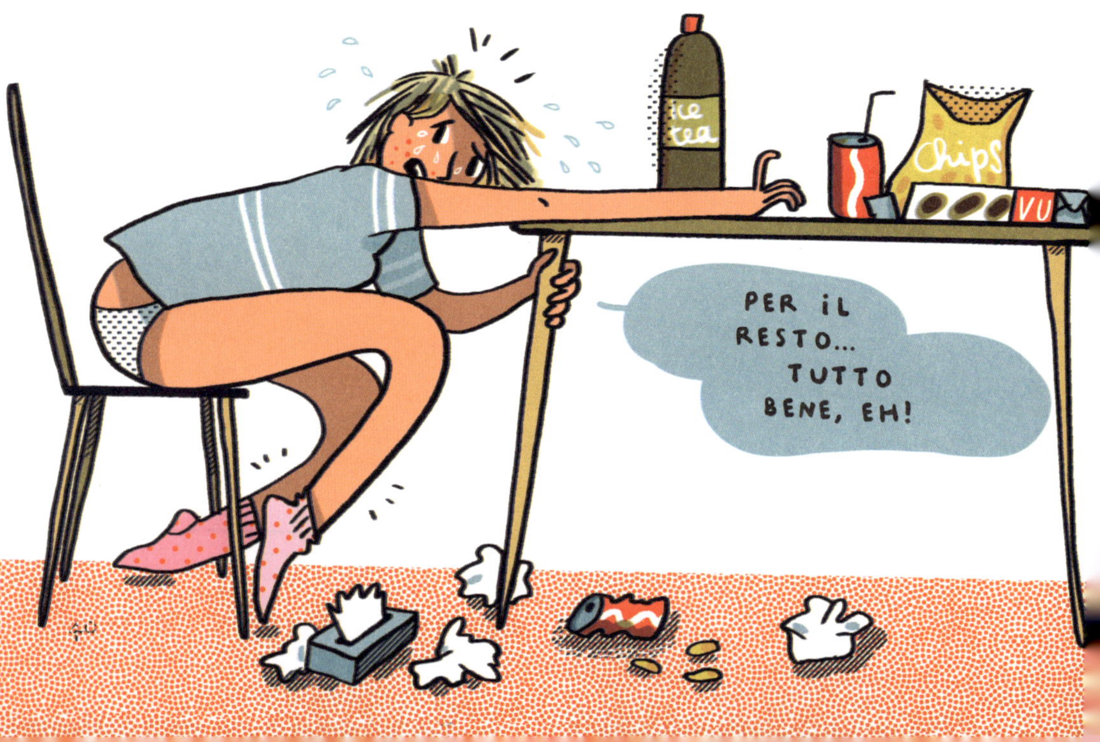

## Ecco i sintomi più frequenti:

Tristezza, ansia, bassa autostima

Fatica

Aumento di peso

Vampate di calore

Brufoli o acne

Mal di testa

Gambe gonfie

Tensione o dolore al seno

Costipazione o diarrea

Disturbi del sonno

Mal di schiena

Fame +++

Mal di pancia

Esistono delle soluzioni? Non proprio, preferisco essere onesta. Bere tanto, dormire bene, muoversi (camminare o fare sport) e tenere sotto controllo l'alimentazione! Se i sintomi sono davvero troppo pesanti da sopportare, è meglio farsi visitare.

# Siamo un po' strane durante, no?

## In aggiunta al dolore al basso ventre che quasi tutte conosciamo, ecco altri tipi di gioie:

- L'impressione di avere il sesso gonfio.
- Dolori alla schiena (che in effetti sono contratture uterine che percepiamo dietro).
- Diarrea.
- Fatica.
- Flatulenze (altresì chiamate peti!).
- Dolori alle gambe.
- Mal di testa.
- Una sensazione di tristezza o al contrario di contentezza.

Ma a ciascuna le sue mestruazioni! A volte proviamo tutte queste cose, a volte nessuna, a volte solo qualcuna!
E poi ci sono un sacco di persone che adorano le mestruazioni! Perché vogliono dire che il loro corpo funziona bene, perché si sentono meglio quando ce le hanno che prima, o magari perché avevano paura di essere incinte...

# Non si possono interrompere?

## «Non ne posso piùùùùù! Dolori, sintomi assurdi, sangue...!».

Se ti passa quest'idea per la testa, è molto importante che tu ti chieda il perché. Metti bene a fuoco: è perché provi dolore? È perché rendono difficile la tua vita quotidiana?
A livello pratico è possibile interromperle grazie ai medicinali. Ma bisogna essere sicuri che sia opportuno. La cosa più semplice? Prenota una consulenza, vedi p. 92.

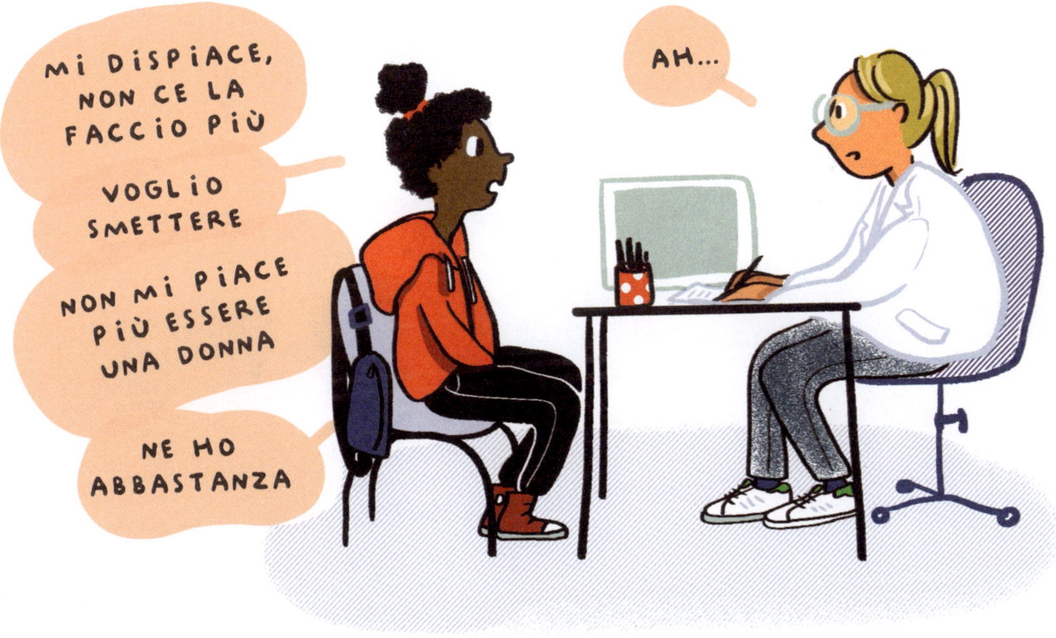
MI DISPIACE, NON CE LA FACCIO PIÙ
VOGLIO SMETTERE
NON MI PIACE PIÙ ESSERE UNA DONNA
NE HO ABBASTANZA
AH...

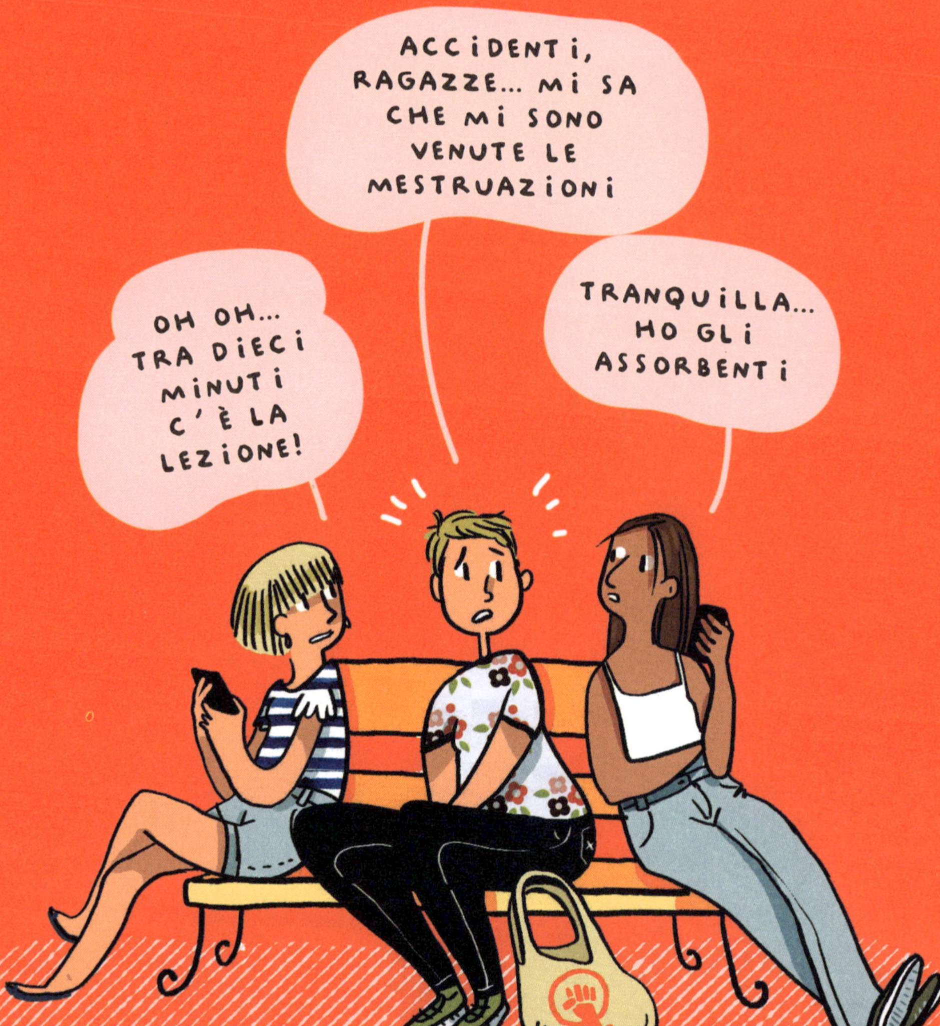
ACCIDENTI, RAGAZZE... MI SA CHE MI SONO VENUTE LE MESTRUAZIONI
OH OH... TRA DIECI MINUTI C'È LA LEZIONE!
TRANQUILLA... HO GLI ASSORBENTI

# Le mestruazioni nella vita di tutti i giorni

# Si può vivere normalmente?

**TEORICAMENTE SÌ! MA CHIARAMENTE DIPENDE DA PERSONA A PERSONA. PERCHÉ SI PUÒ VIVERE IL FATTO DI AVERE LE MESTRUAZIONI IN MODI MOLTO DIVERSI:**

ROKIA ha mestruazioni poco abbondanti, non dolorose, e non durano mai più di 4 giorni. Se le vive molto bene! Con o senza, non percepisce alcuna differenza.

GIULIA ha un flusso molto abbondante, non doloroso, che dura circa 6 giorni. Se le vive male, perché balla a livello agonistico ed è molto difficile per lei sentirsi completamente al sicuro da eventuali perdite di sangue.

ALICE ha un flusso poco abbondante, molto doloroso, che dura 4 giorni. Malgrado il dolore, che tiene facilmente a bada con antidolorifici e borsa dell'acqua calda, ha sempre voglia che le mestruazioni arrivino, perché si sente di umore nettamente migliore rispetto ai giorni che le precedono.

MELANIA ha mestruazioni che durano 5 giorni con flusso abbondante solo per un paio. Melania adora avere le mestruazioni! Si sente meglio che nei giorni che le precedono ed è felice di sapere che il suo corpo funziona bene.

HABIBA soffre di endometriosi. Ha provato un sacco di dolore prima che le fosse diagnosticata, «è normale sentire male durante le mestruazioni», le dicevano. Dopo che finalmente ha iniziato a curarsi sta molto meglio.

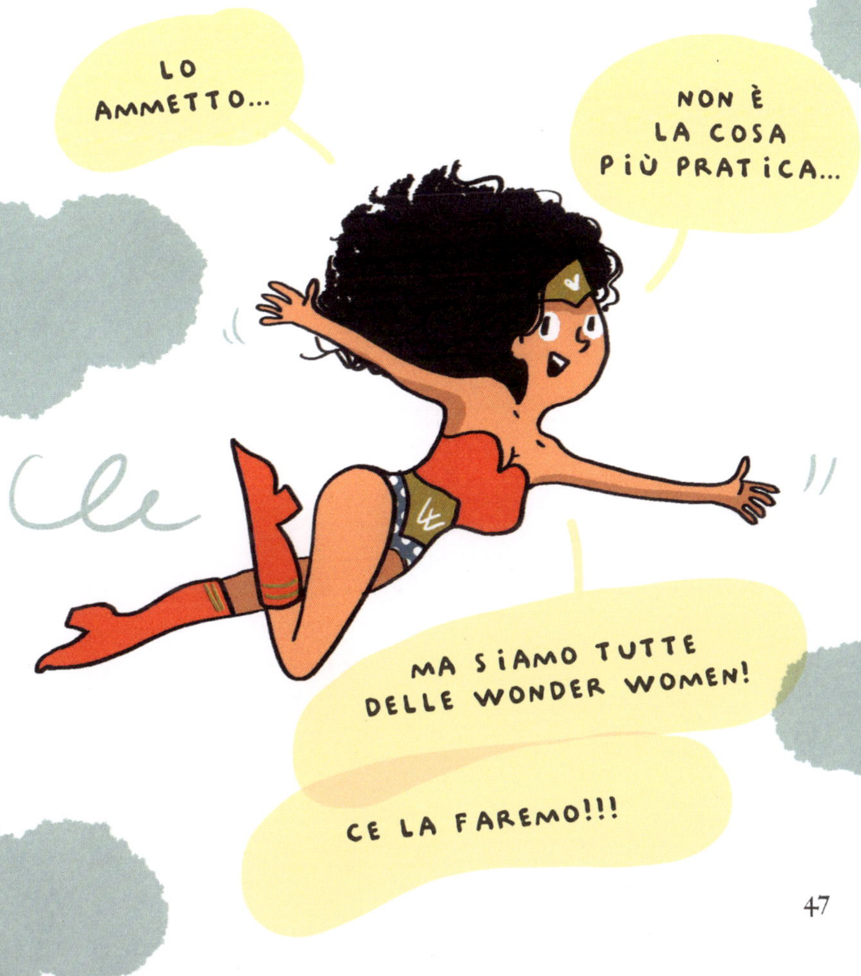
LO AMMETTO...
NON È LA COSA PIÙ PRATICA...
MA SIAMO TUTTE DELLE WONDER WOMEN!
CE LA FAREMO!!!

# Si può fare sport?

## Ma certo!

Se non sei piegata in due dal dolore, ti farà anche molto bene! Favorisce la circolazione sanguigna e ti fa secernere endorfine, il che non può che farti bene quando hai le mestruazioni.

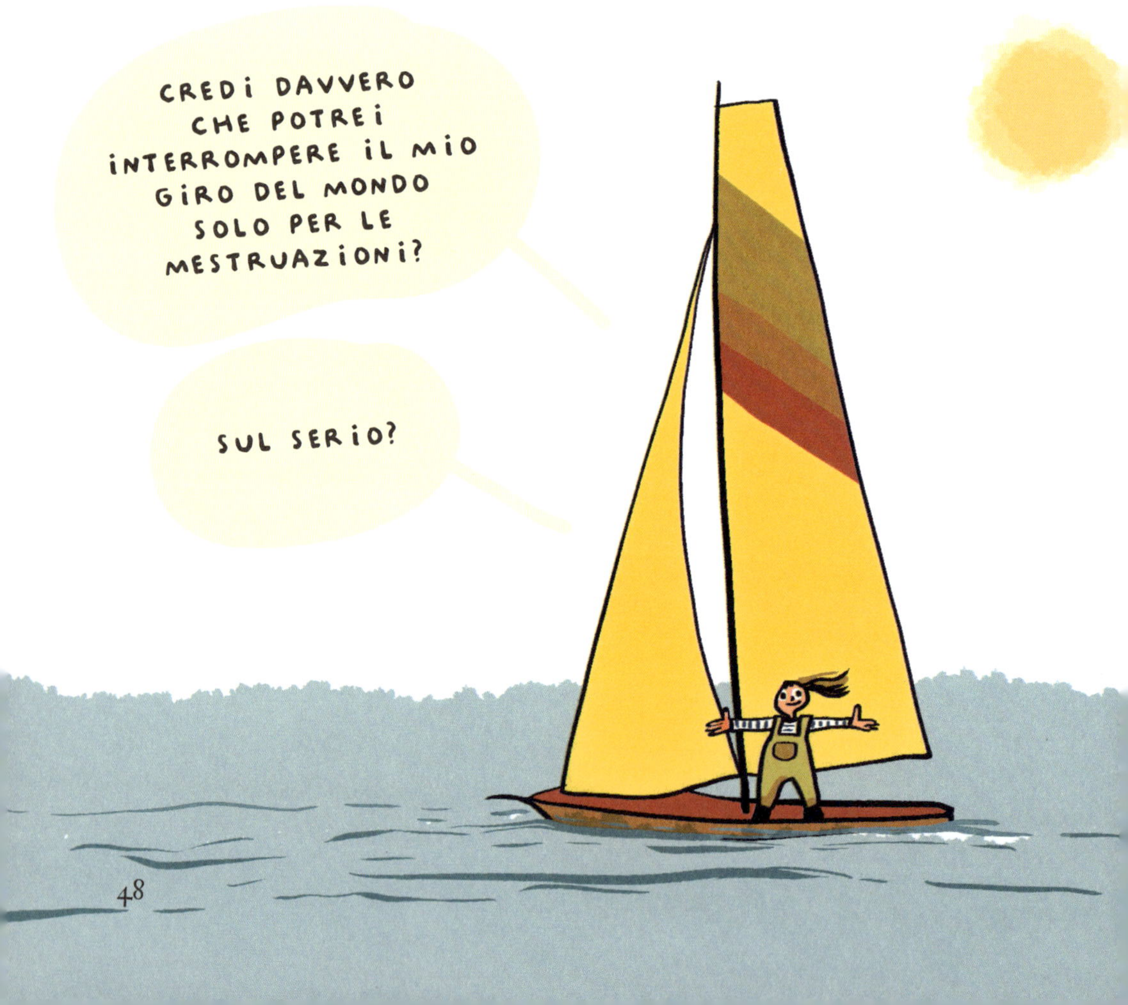
CREDI DAVVERO CHE POTREI INTERROMPERE IL MIO GIRO DEL MONDO SOLO PER LE MESTRUAZIONI?
SUL SERIO?

## La questione delle sportive professioniste

Alcune sportive di alto livello hanno rotto il tabù da qualche anno. Come si fa a essere al top quando si hanno le mestruazioni? O quando si è in fase premestruale? Non è affatto scontato.

Per certi sport talvolta c'è bisogno di indossare assorbenti interni per evitare perdite. Vedi a p. 62 e 64.

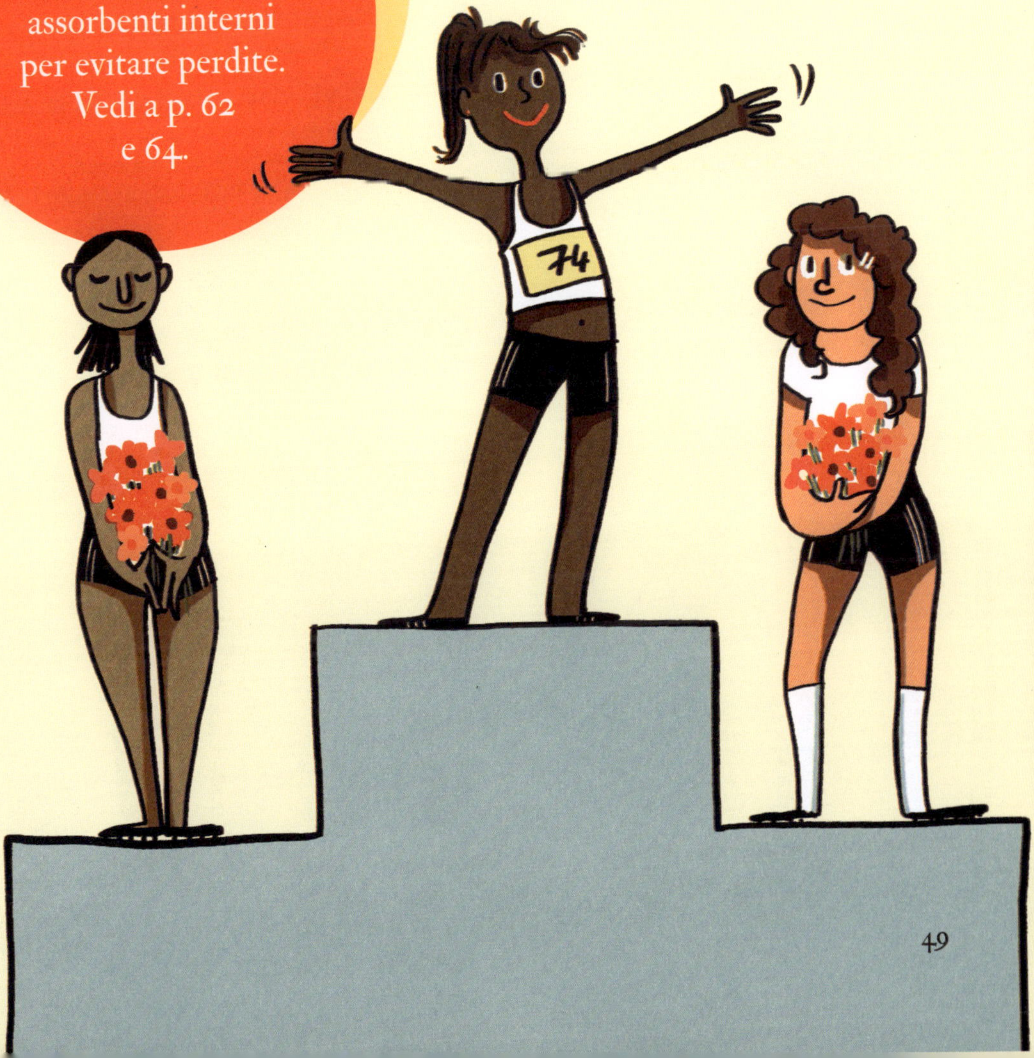

# Si può fare il bagno?

## A casa propria, nella vasca?

Chiaro che sì! Le leggende che circolano non hanno fondamenti... l'acqua della vasca non può entrare nell'utero, e il fatto di farsi un bagno non favorisce infezioni. Oserei dire «è proprio il contrario, fatevi un bagno»: l'effetto dell'acqua calda distende i muscoli (quindi anche l'utero) e questo è indiscutibile. Ti farà bene! (Però lo so, non è molto ecologico...).

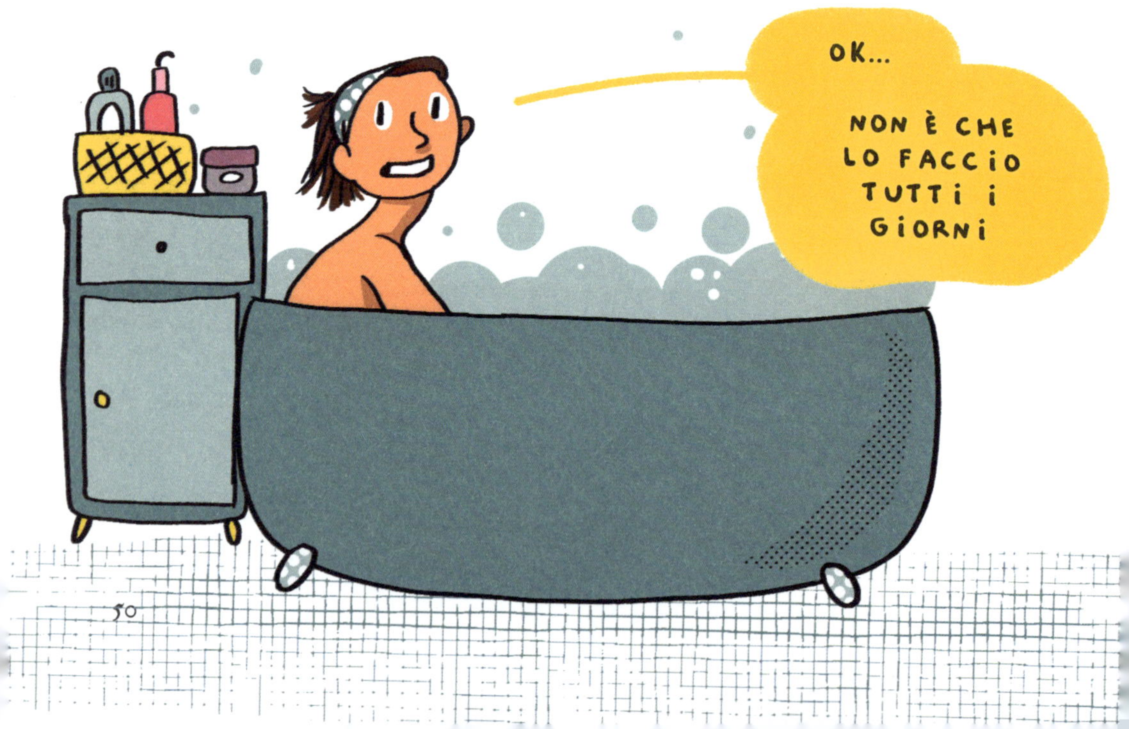

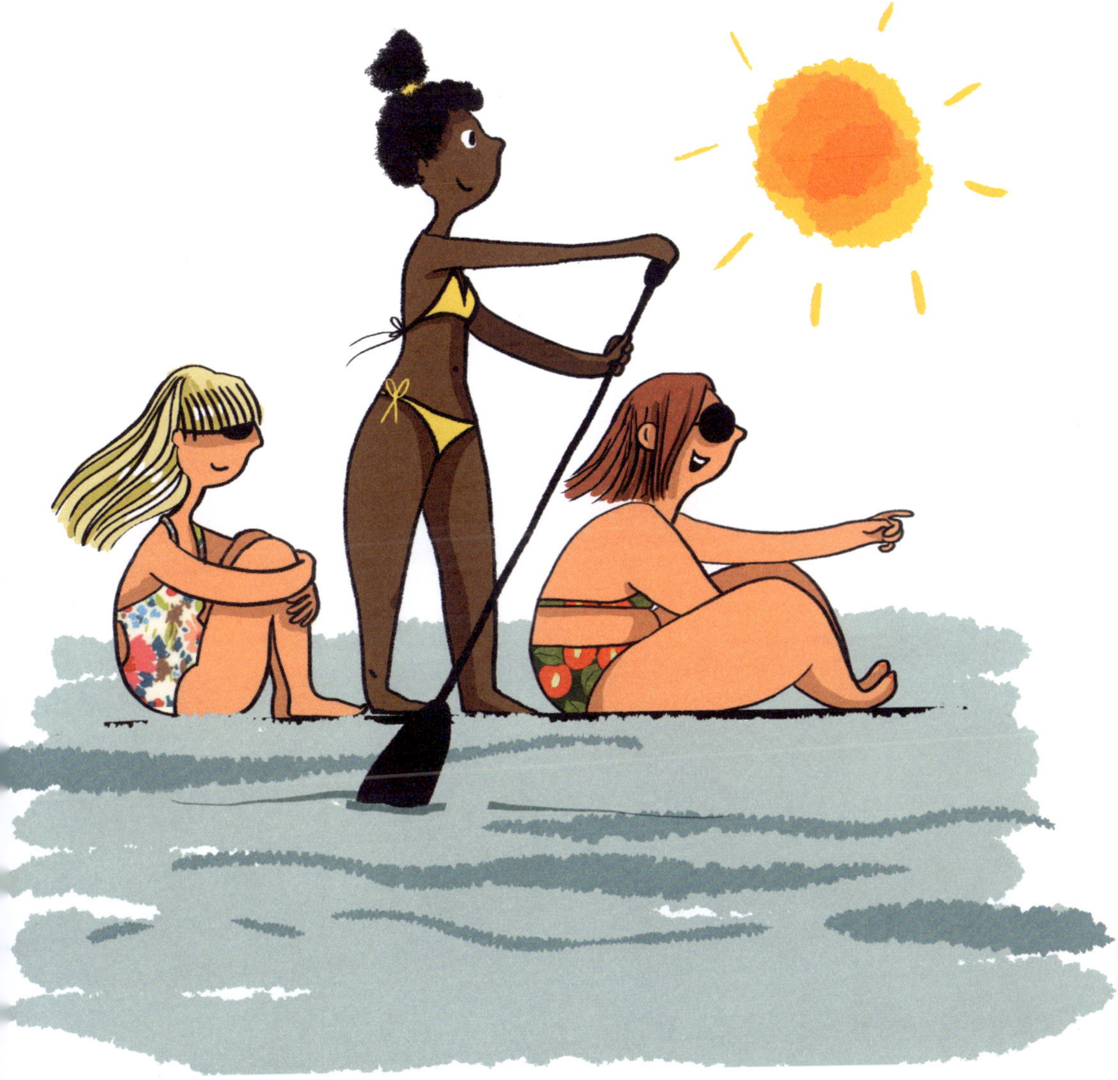

## In piscina? Al mare?

È tranquillamente possibile farsi il bagno anche in piscina o al mare! Ma per quanto riguarda il flusso, il più delle volte occorre fare ricorso a protezioni interne, come gli assorbenti interni o la coppetta mestruale. Una piccola novità molto pratica: ora esistono dei costumi da bagno fatti apposta per le mestruazioni!

# Bisogna lavarsi in qualche modo particolare?

È CONSIGLIABILE FARSI IL BIDET UNA O DUE VOLTE AL GIORNO. MA IN VERITÀ QUESTO VALE ANCHE PER IL RESTO DEI GIORNI!

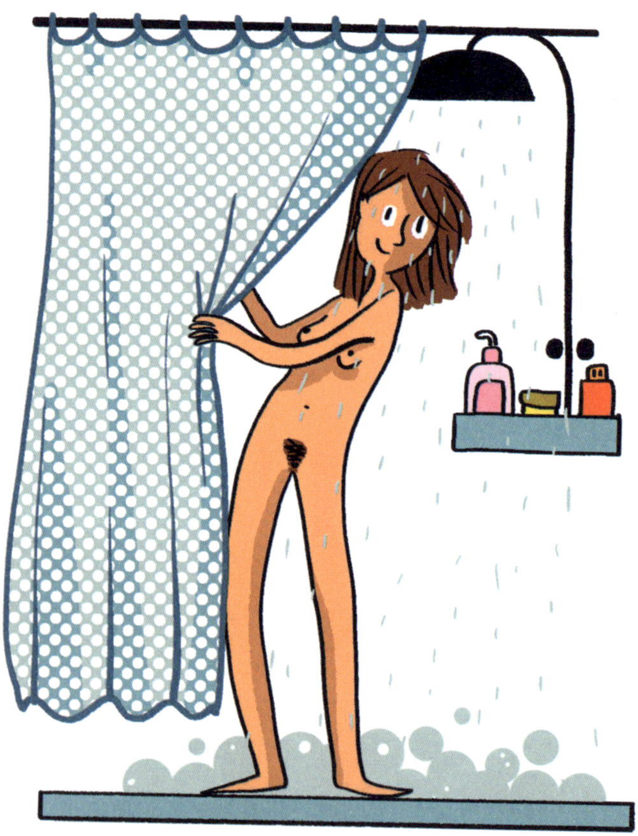

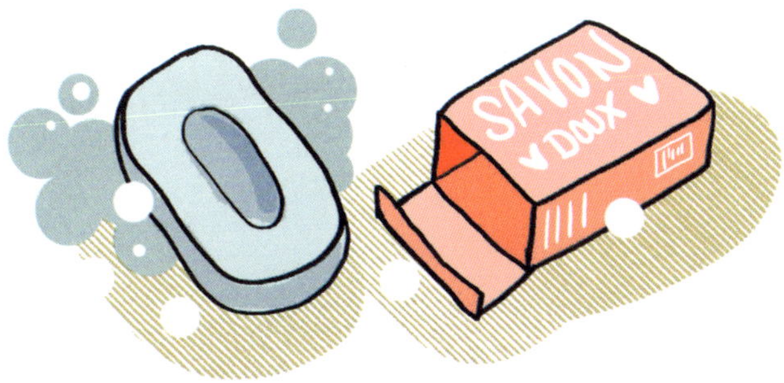


Per l'igiene intima (dei tuoi genitali e del tuo ano):
- Non usare spugne: vi si annidano un sacco di batteri.
- Usa le mani.
- Evita i bagnoschiuma e i prodotti lavorati. Meglio i detergenti delicati «creati appositamente» (o saponi non-sapone), senza profumazioni e con un pH adeguato... puoi anche accontentarti semplicemente dell'acqua corrente.
- Non usare sulla vulva profumi o deodoranti.
- Lavati come ti asciughi quando fai pipì: dal meato uretrale esterno (l'orifizio esterno dell'uretra) verso l'ano e mai al contrario, perché potresti spostare dei batteri anali che provocano cistiti e infezioni.
- Risciacquati bene.
- Asciugati senza strofinare (attenta alle irritazioni) con un asciugamano pulito.

Fai attenzione alle lavande vaginali (lavaggi interni alla vagina)! È sempre meglio evitarle! Le lavande vaginali non «puliscono» meglio, è proprio il contrario. Uccidono i super batteri che ti proteggono dall'invasione dei germi cattivi. Attenta anche ai deodoranti, ai gel con microgranuli, alla depilazione permanente e a tutto ciò che può nuocere alla tua flora vaginale!

# E la notte che succede?

La notte succede esattamente quello che succede durante il giorno, con una piccola differenza: non si va in bagno altrettanto spesso. Per questo, è possibile che si verifichino delle perdite sulle lenzuola. È così terribile? Ma no! Non conosco nessuna a cui non sia successo. Quindi, niente panico. Scegli il tipo di protezione che più ti si addice (tranne quelle interne come la coppetta o gli assorbenti interni, che non si possono tenere per più di 6 ore) e dormi sonni tranquilli.

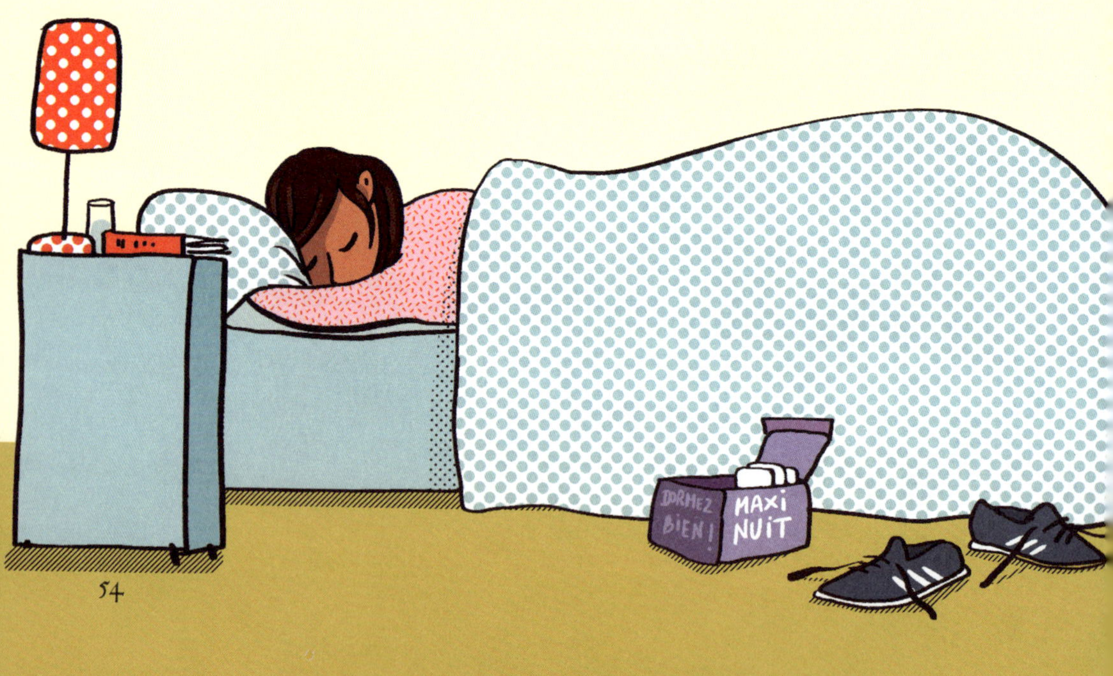

# È possibile coccolare chi si ama?

## Non sono io che devo rispondere a questa domanda!

Il fatto di avere le mestruazioni non deve autorizzare nessun(a) professionista della salute a dirti come vivere la tua vita. Dal punto di vista «medico», non c'è nessuna controindicazione! Sei tu quindi a dover decidere.

Parlane con la persona che ami, perché anche se a te può andare bene non è detto che sia così anche per lui (o lei).

## Non c'è bisogno di usare contraccettivi durante le mestruazioni?

Se non vuoi avere figli, il solo fatto di sanguinare non ti protegge da un'eventuale gravidanza.

Per tutte le domande più approfondite, non esitare a parlarne con il tuo dottore o la tua dottoressa, la tua ostetrica o in un consultorio.

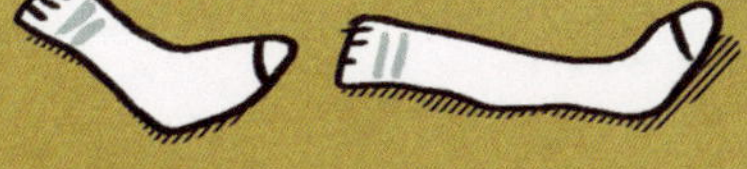

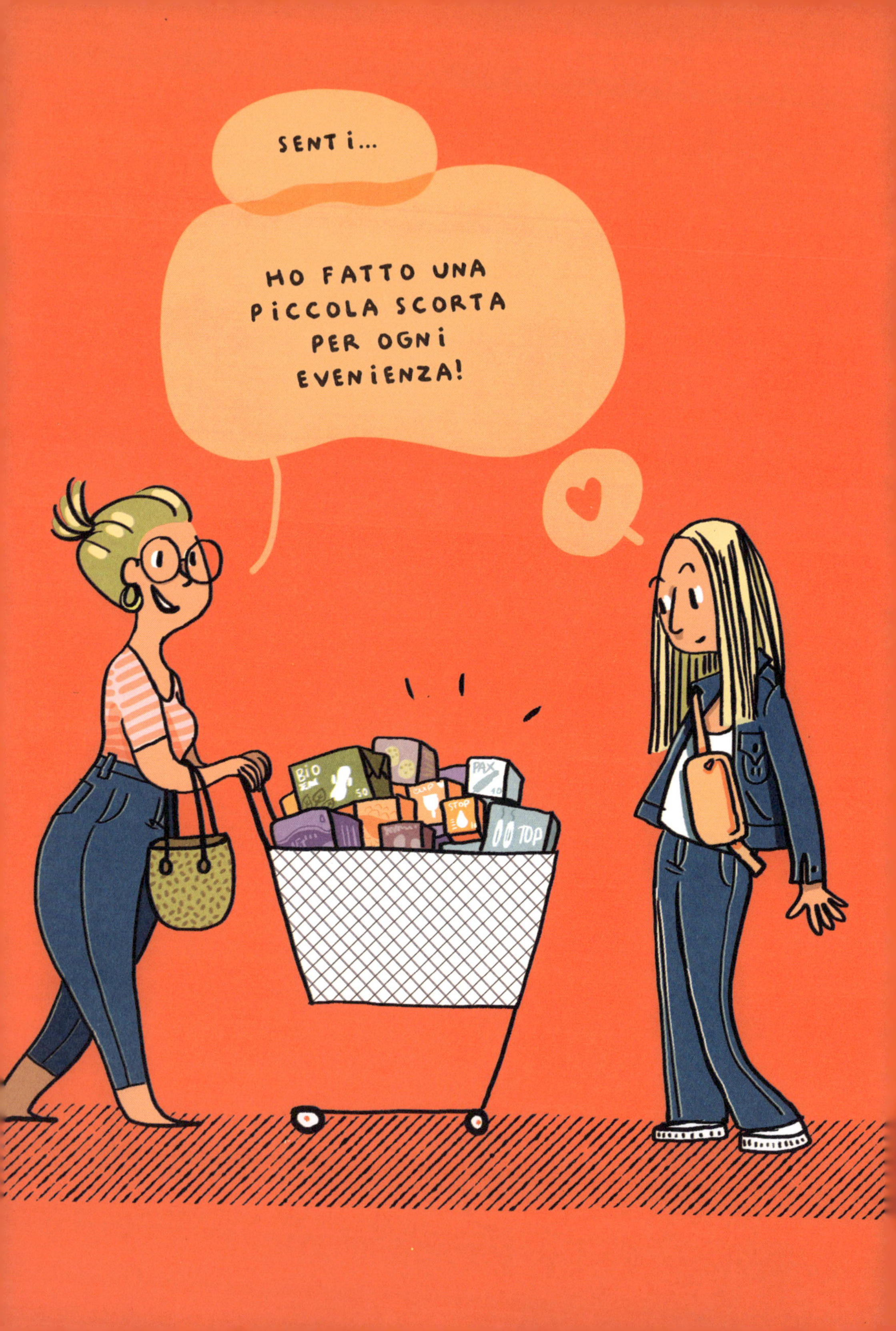
SENTI...
HO FATTO UNA PICCOLA SCORTA PER OGNI EVENIENZA!
BIO
PAX
STOP
TOP

# Le mestruazioni e le protezioni sanitarie

# Come scegliere le protezioni adatte a te?

## NON ESISTE UNA SCELTA «GIUSTA» PER TUTTE, ESISTE LA «TUA» SCELTA

Per farla, a volte è utile provare diverse opzioni per trovare quella con cui ti trovi meglio. Se la tua amica ne ha una preferita, o tua madre ne ha sempre utilizzata un'altra, sono affari loro. Loro possono darti dei consigli, poi sta a te scegliere! E ci sono anche momenti in cui si passa da una protezione a un'altra, nel corso di uno stesso ciclo, in funzione delle attività che si fanno ecc.!

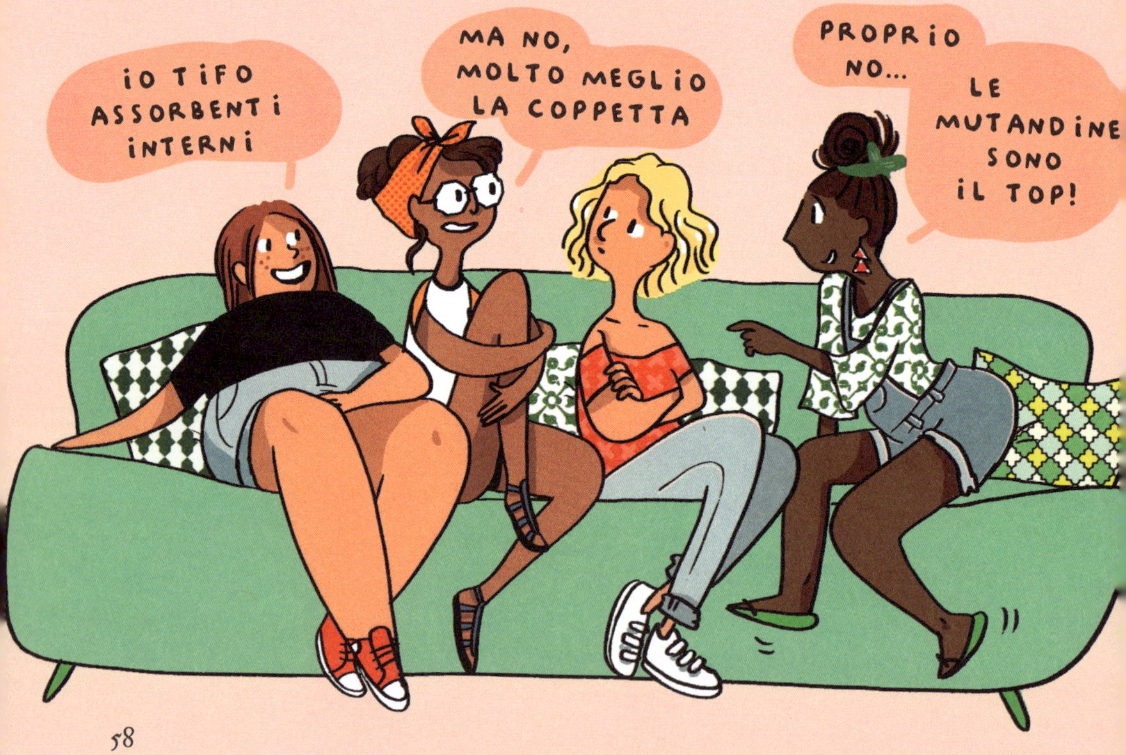
IO TIFO ASSORBENTI INTERNI
MA NO, MOLTO MEGLIO LA COPPETTA
PROPRIO NO...
LE MUTANDINE SONO IL TOP!

# Quanto costano?

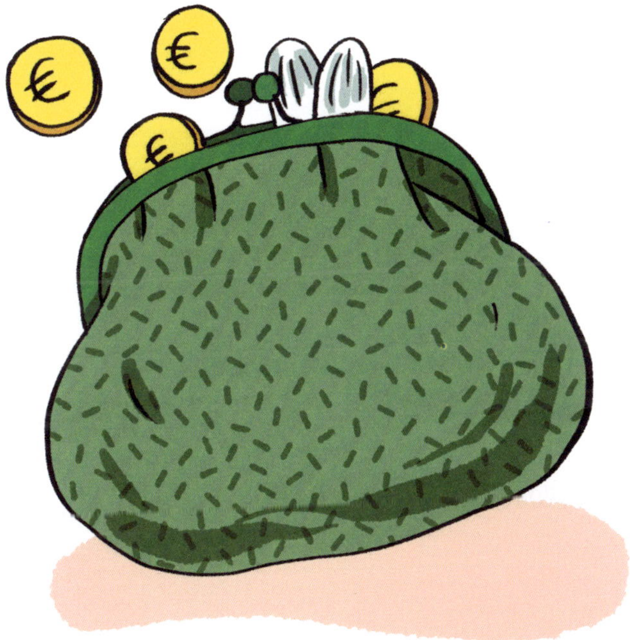

Costano tanto, ma proprio tanto! Se non è un problema per te, può comunque esserlo per altre: circa una donna su dieci. Si definisce «precarietà mestruale» il fatto di non potersi permettere di comprare le protezioni sanitarie.
Nell'autunno 2021, in Italia, l'Iva sugli assorbenti è stata portata dal 22% al 10% dopo una lunga battaglia dei movimenti femministi e una raccolta firme che ha coinvolto quasi un milione di persone. I movimenti però non si dicono pienamente soddisfatti e continuano a lottare con l'obiettivo di portarla al 4%, per equiparare le protezioni sanitarie agli altri beni di prima necessità.
C'è ancora tanto lavoro da fare per combattere questa precarietà.

# Cosa sono gli assorbenti usa e getta?

Sono degli assorbenti che si incollano alle mutande per raccogliere e assorbire il flusso mestruale. Sono, come dice il nome, usa e getta.
Ne esistono di vari tipi a seconda dell'abbondanza del flusso, spesso indicata con delle gocce, di diversi formati (dai più piccoli ai più grandi) e «con o senza ali».

Si cambiano regolarmente per ragioni igieniche e per evitare cattivi odori.

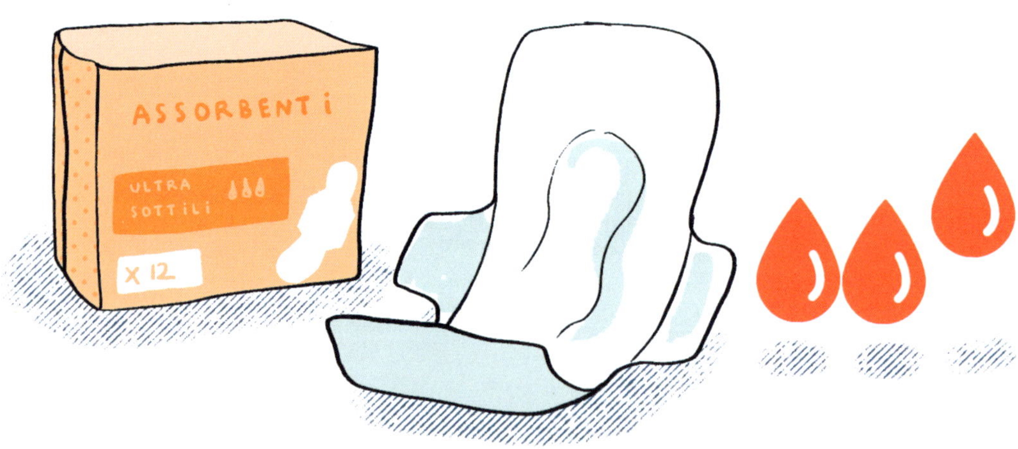

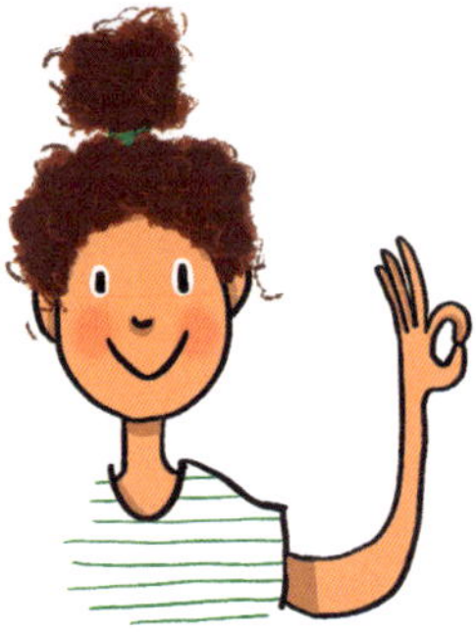

## I PRO

- Si reperiscono facilmente, si trovano dappertutto.
- Sono facili da usare.
- È più facile vedere la quantità di sangue che perdiamo (vedi a p. 78).
- Si possono usare la notte, senza limite di durata perché non diventano pericolosi come quelli interni o la coppetta, anche se è preferibile cambiarli regolarmente.
- Non c'è bisogno di infilarsi cose dentro la vagina, e per molte donne e ragazze questa è una cosa importante!

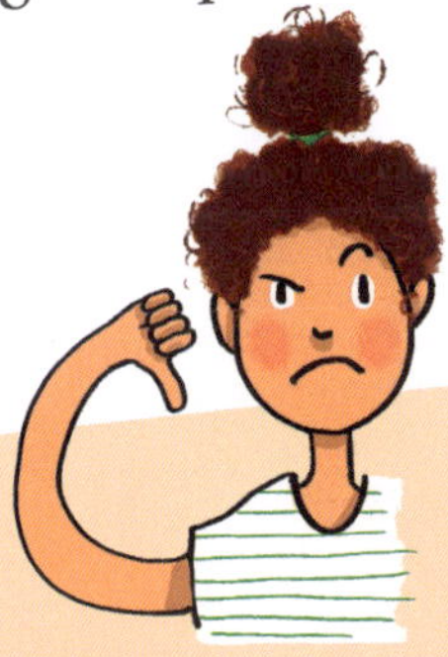

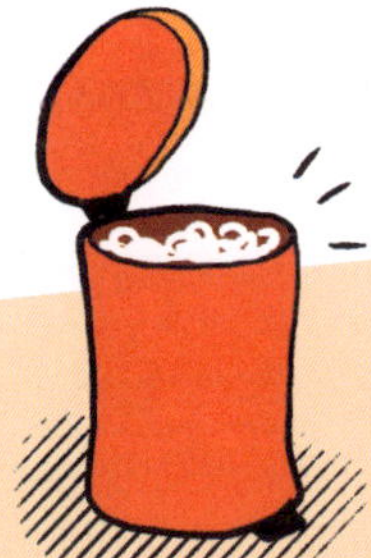

## I CONTRO

- L'odore: è possibile che sia un po' forte... ma anche no!
- La scomodità: la sensazione di avere un pannolino può essere sgradevole e a volte possono creare irritazioni; in questo caso cambiali più spesso perché di solito è colpa dell'umidità.
- A volte il materiale: fai attenzione a quali compri, è meglio privilegiare la semplicità (ad esempio le marche dei supermercati, che di solito sono anche i più economici).
- Sono usa e getta, quindi non molto ecologici.

# Cosa sono gli assorbenti interni?

Sono delle specie di supposte giganti di cotone, il cui scopo è assorbire il flusso che scorre. Agiscono come una barriera. Se ne trovano di vari tipi: con o senza applicatore (in cotone o in plastica) e di diverse dimensioni a seconda dell'abbondanza del flusso.

## Come si mettono?

- Con le dita (pulite +++).
- Nella vagina, ma non all'ingresso!
- Senza applicatore: col dito.
- Con l'applicatore: sostituisce il dito ed entra dentro.

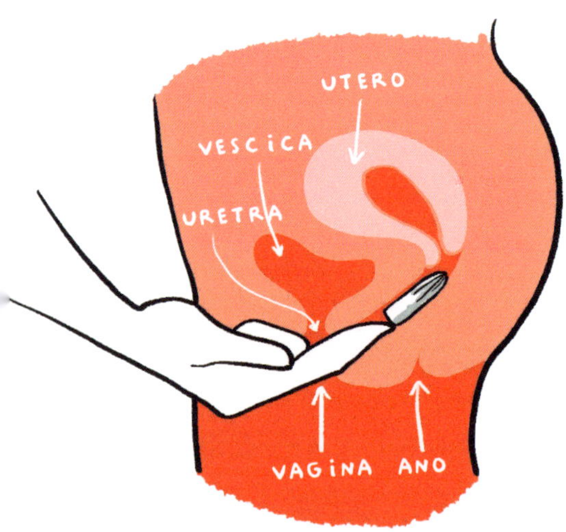


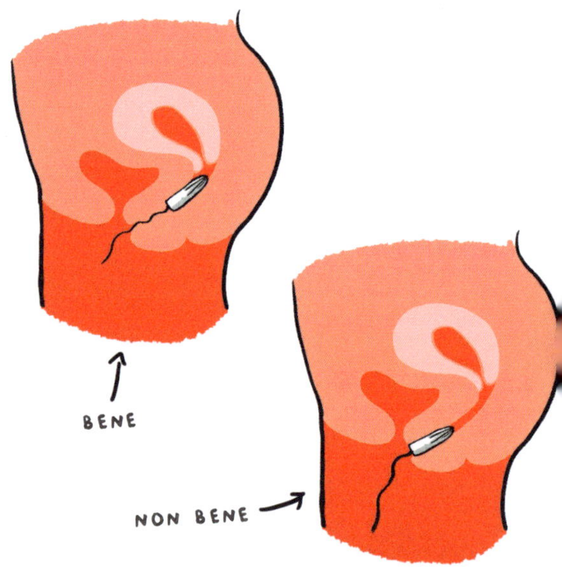

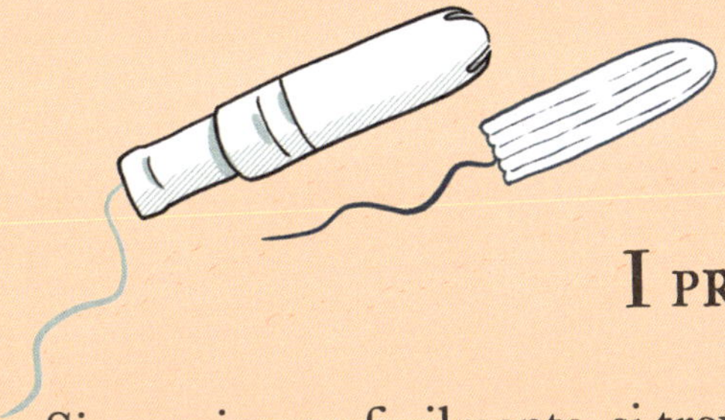

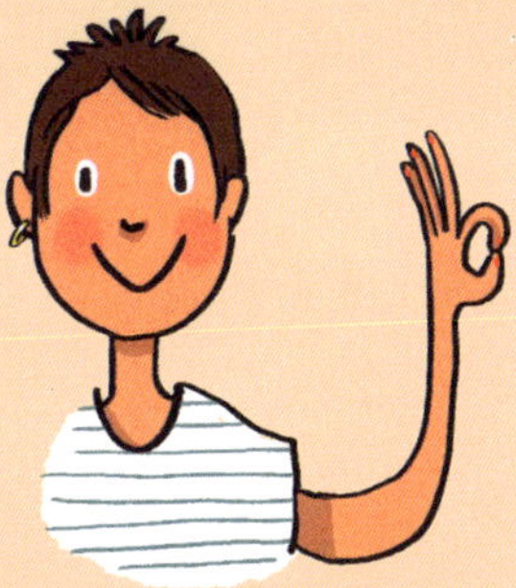

## I pro

- Si reperiscono facilmente, si trovano dappertutto!
- Sono discreti: nessun lembo visibile come invece per quelli esterni.
- È possibile farci il bagno, fare sport ecc.
- Non sono ingombranti: sono molto piccoli e quindi relativamente discreti.

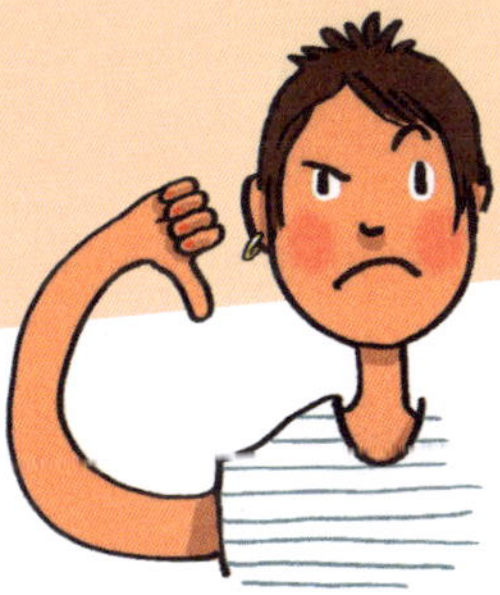

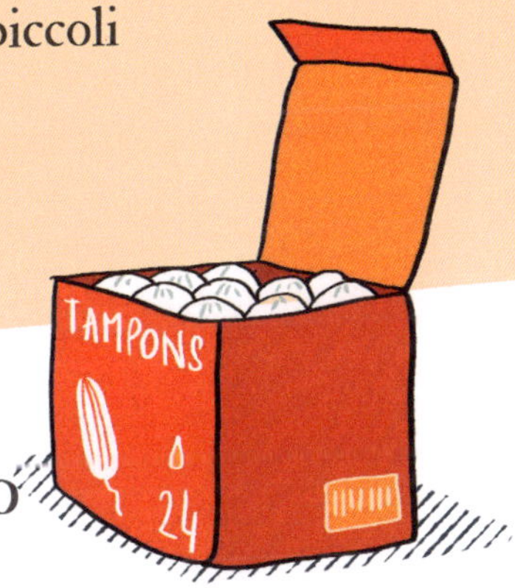


## I contro

- Un assorbente interno può diventare pericoloso se non si seguono le precauzioni d'uso (vedi la sindrome da shock tossico a p. 90).
- Non si possono usare per dormire: beh sì, perché abbiamo detto di NON USARLI MAI PER PIÙ DI 6 O 8 ORE AL MASSIMO. E dato che non ci infiliamo l'assorbente nell'esatto momento in cui spegniamo la luce, e non possiamo essere sempre sicure di quanto dormiremo, meglio lasciar perdere per la notte!
- Non si possono usare se non siamo SICURE di poter andare in bagno durante la giornata (come può succedere a scuola, all'università, in ospedale o in altri luoghi) perché, l'ho già detto e lo ripeto... mai per più di 6 ore!
- Non sono ecologici: 1 assorbente + 1 assorbente +...

# Cos'è la coppetta?

È una specie di campana di silicone che si inserisce al contrario dentro la vagina per raccogliere il sangue.
1) Si piega la coppetta.
2) Si inserisce nella vagina e si sistema.

Ne esistono modelli diversi a seconda di quanto il flusso è abbondante o se si è già avuto figli o no.
Chiaramente bisogna lavarsi le mani prima di sistemarla, sterilizzarla alla fine di ogni ciclo e lavarla con acqua e sapone tra un utilizzo e l'altro.

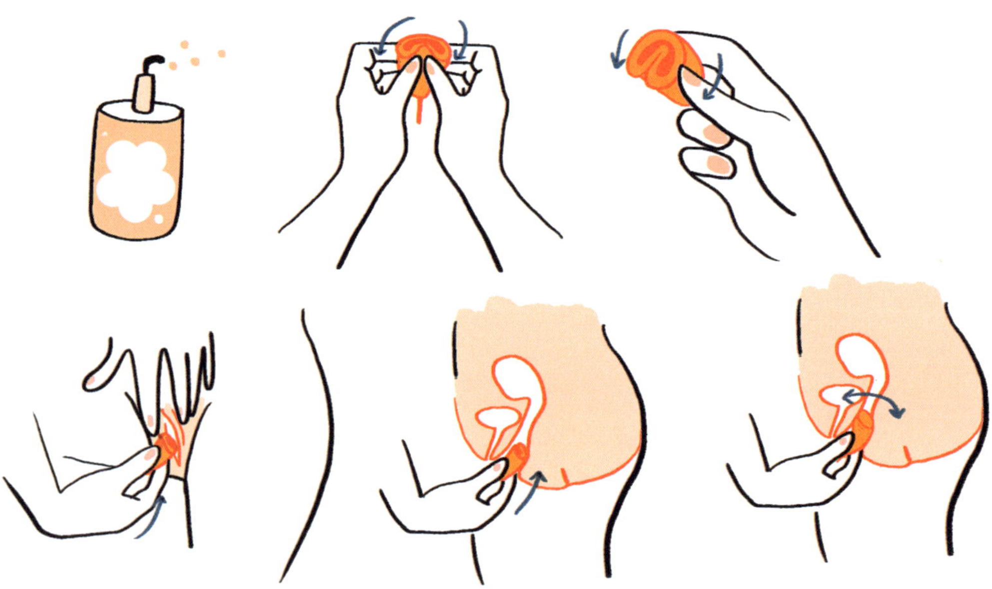

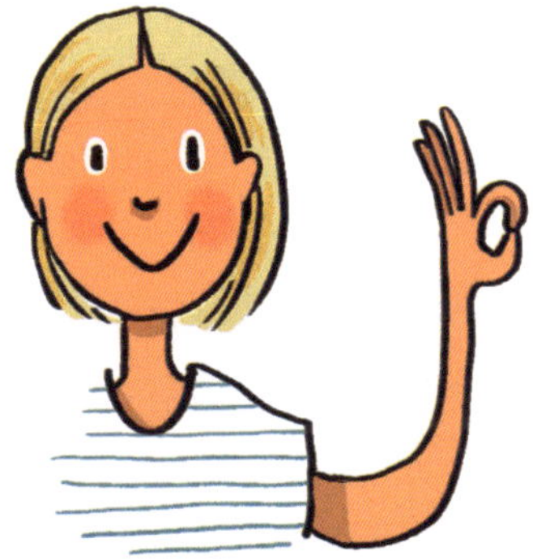

## I PRO

- È ecologica!
- Ci si può fare il bagno, fare sport ecc. con la massima discrezione!
- Non distrugge la flora.
- È comoda: se è sistemata correttamente, non si sente per nulla.
- È economica.

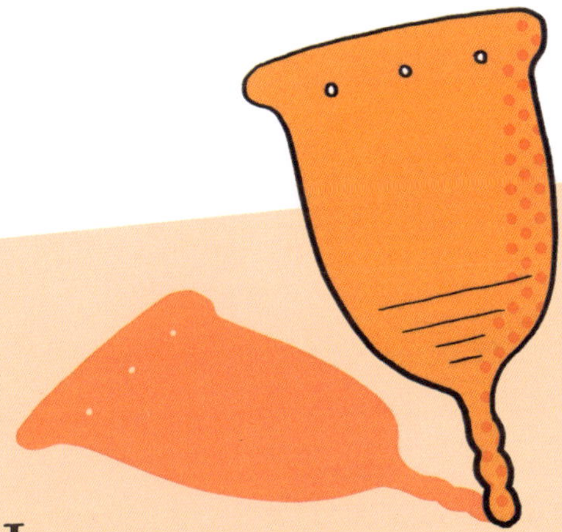

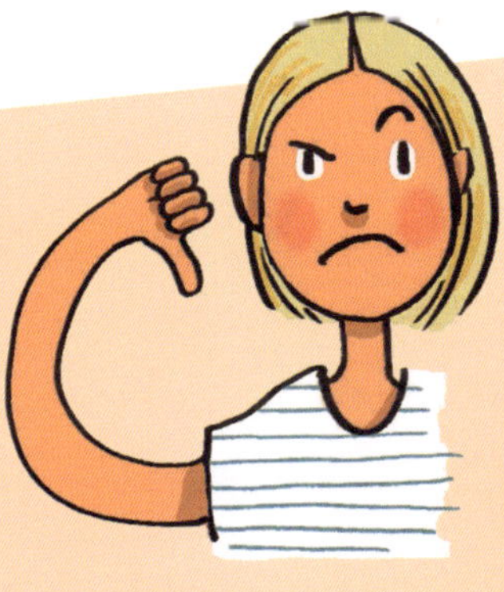

## I CONTRO

- Per qualcuno non è tanto facile da reperire.
- È intravaginale per cui può non essere adatta a tutte.
- Non protegge dalla sindrome dello shock tossico (vedi a p. 90) e, proprio come l'assorbente interno, non va mai usata per più di 6-8 ore... quindi non si può portare la notte e nemmeno il giorno se non si è sicure di poterla svuotare e pulire.
- È necessario poterla lavare dentro la toilette, anche se non abiti da sola.

# Cosa sono le mutande mestruali?

Sono delle culotte dalla doppia funzione: si usano come lingerie ma sono anche una protezione sanitaria. E ciò è reso possibile da una zona iper-mega-assorbente al centro della culotte.

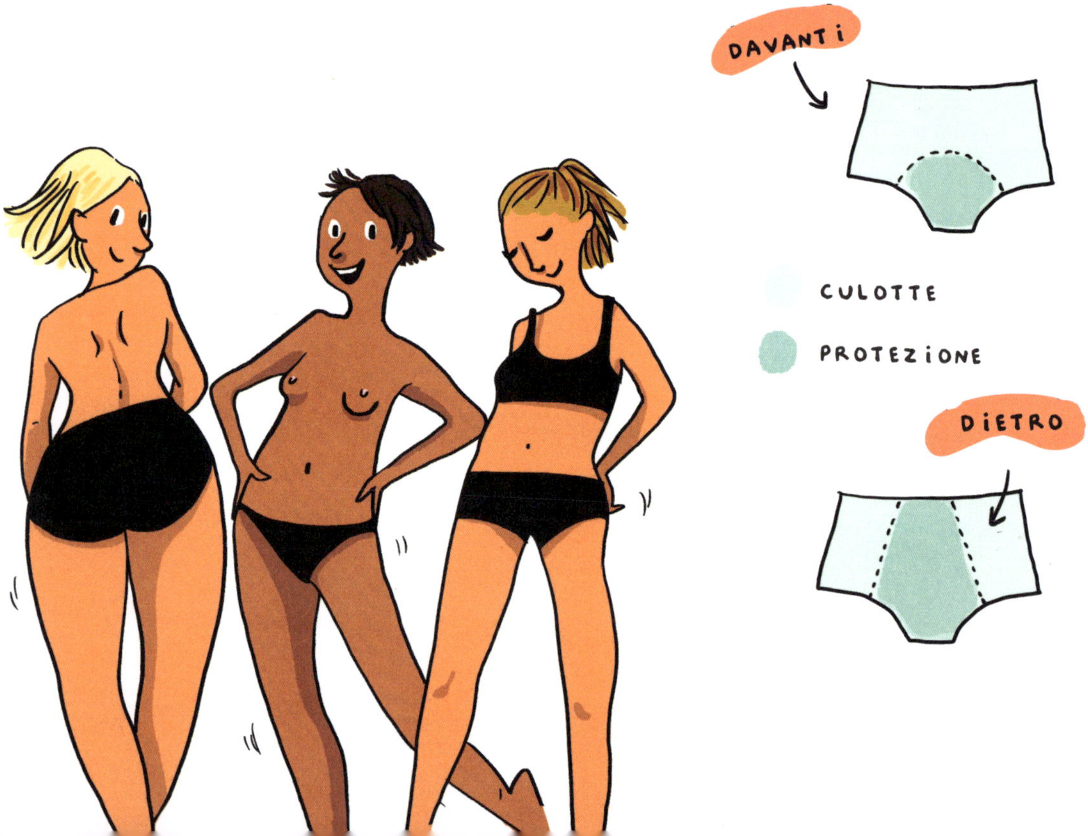

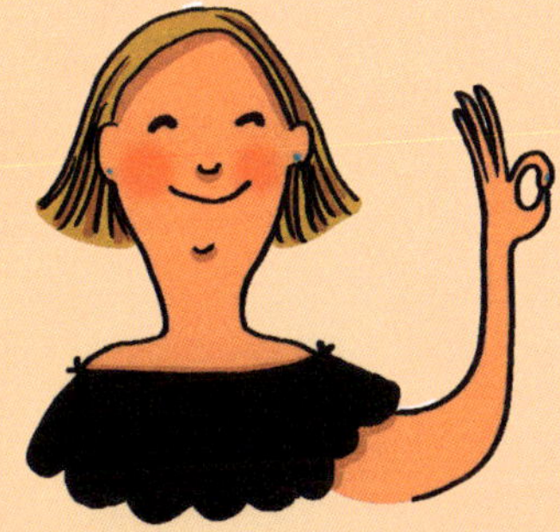

## I PRO

- Sono comode! È un po' strano all'inizio perché... non abbiamo niente da toccare o a cui pensare. Ci infiliamo delle mutande e basta!
- Sono ecologiche. Si possono usare e riusare per anni.
- Sono carine! Oggi ne esistono centinaia di modelli... di ogni forma possibile!

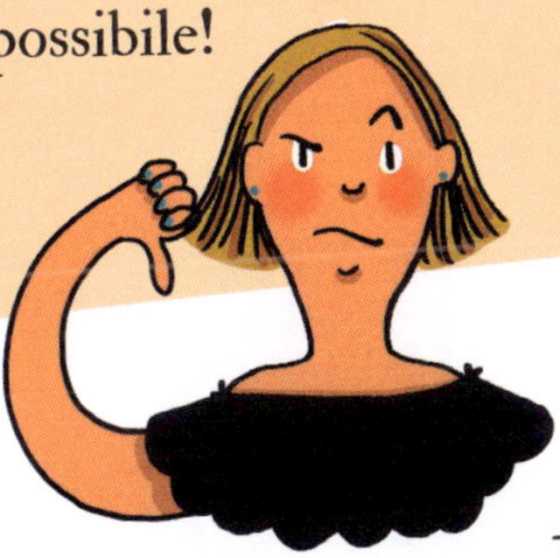

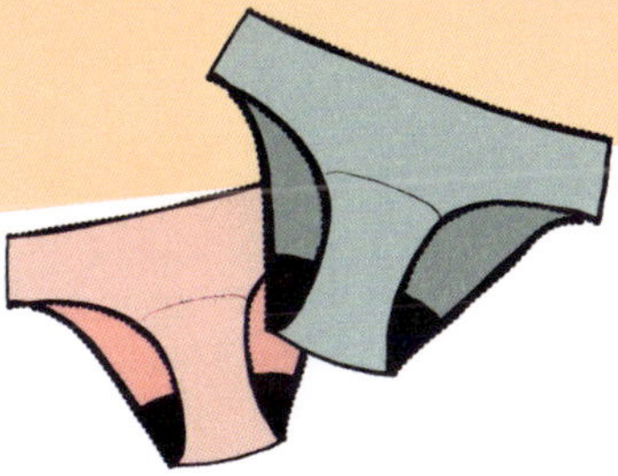

## I CONTRO

- Non sono sempre facili da reperire nei negozi. Meglio provare su internet!
- Non sono economiche.
- A volte per flussi abbondanti non sono sufficienti. In questo caso, se ne può usare più d'una al giorno.
- Il lavaggio non è molto discreto! Bisogna lasciarle a mollo e/o prelavarle (con l'acqua fredda e del sapone).

# Cosa sono gli assorbenti lavabili?

Sono assorbenti che si fissano alle mutande solitamente con dei bottoncini automatici. Hanno la particolarità di essere lavabili, come indica il nome. Ci sono di diverse marche, diverse taglie, diversi materiali...

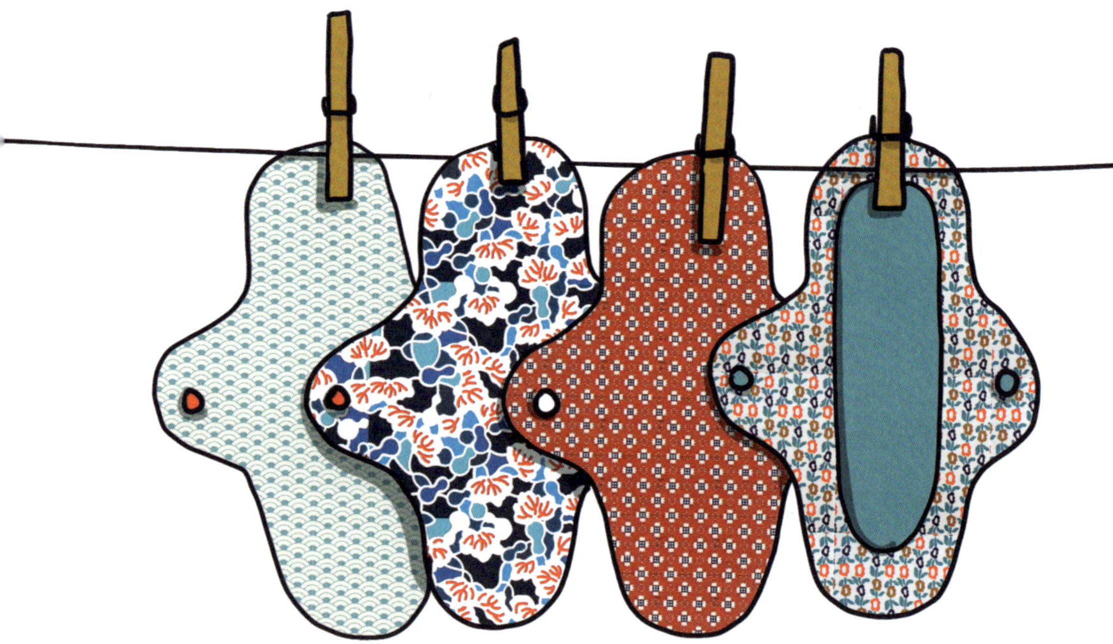

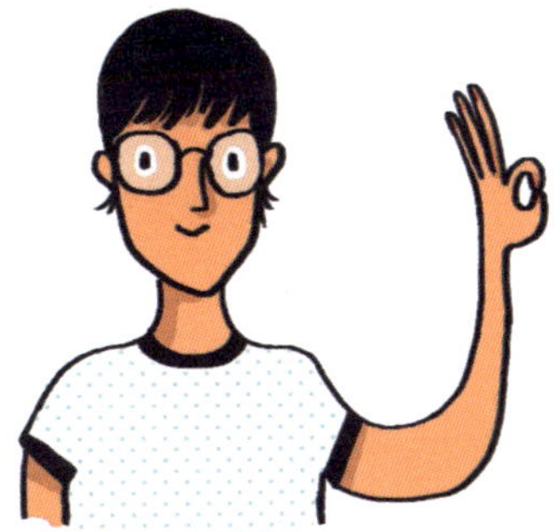

## I PRO

- Spesso sono meglio tollerati degli assorbenti usa e getta! Provocano meno irritazioni, a condizione di sceglierli bene!
- Ci sono meno prodotti chimici a contatto con le mucose, se privilegi tessuti certificati.
- Sono economici. All'inizio un po' cari... ma poi non si deve più sborsare neanche un euro!
- Sono ecologici! Nessun rifiuto!
- Si possono fabbricare come più ci piacciono seguendo un tutorial.
- Acquistandoli sosteniamo piccole imprese locali!

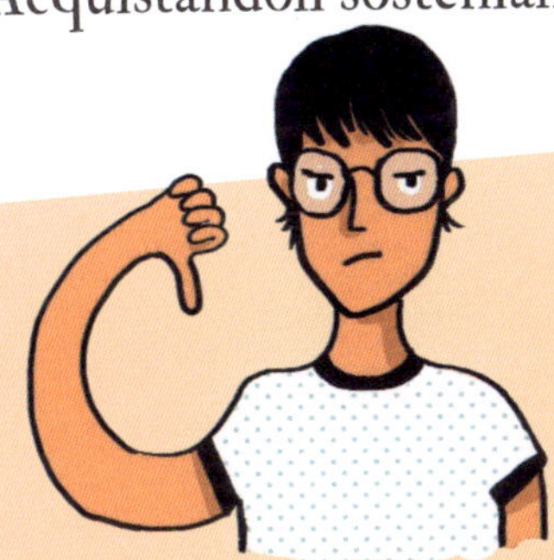

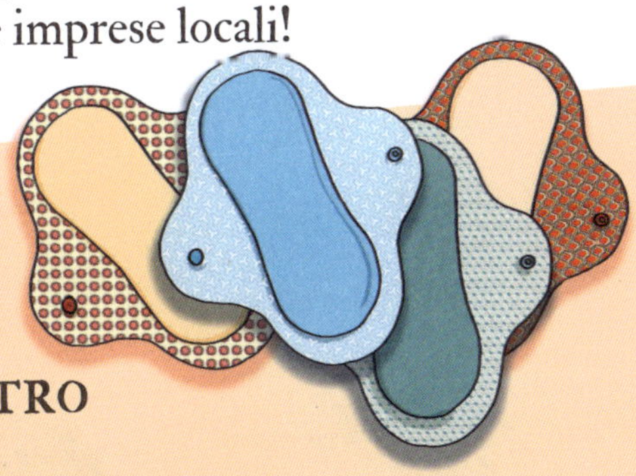

## I CONTRO

- Il lavaggio non è molto discreto! Bisogna lasciarli a mollo e/o prelavarli (con l'acqua fredda e del sapone).
- Richiedono organizzazione... devi poter mettere quello usato da qualche parte quando ti cambi e non sei a casa tua (munisciti di un sacchettino ermetico).
- Ancora non si reperiscono molto facilmente nei negozi...
- L'investimento iniziale è significativo (anche se in prospettiva puoi risparmiare)!

# Cos'è il flusso istintivo libero?

Il flusso istintivo libero mira a trattenere il flusso mestruale grazie alla contrazione dei muscoli del perineo, e a liberarlo quando si rilasciano andando a fare pipì. Impossibile? No! Alcune ci riescono molto bene. Richiede un po' di allenamento e una maggiore consapevolezza del proprio corpo.
Cos'è il perineo? È un muscolo che tiene chiuso il serbatoio, come un'amaca. Se non ci fosse il perineo tutti gli organi del ventre cadrebbero in terra. Il perineo è indispensabile alla sopravvivenza e aiuta le funzioni urinarie, digestive, sessuali e riproduttive.

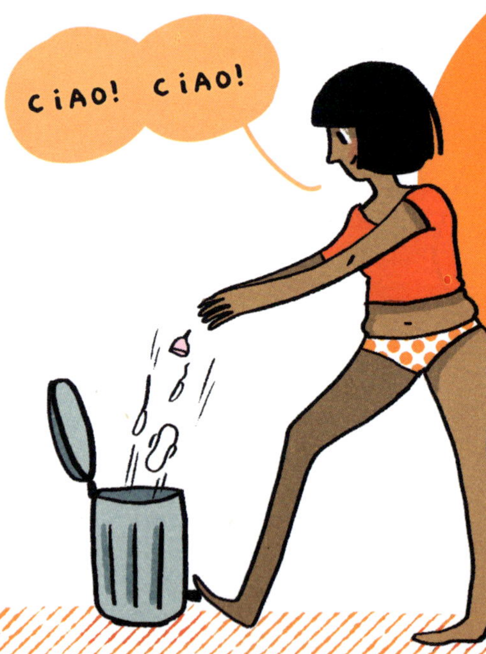


Non esitare ad approfondire la questione, è affascinante! Puoi anche chiedere a un(a) professionista della salute.

# Cos'è il free bleeding?

Il free bleeding non è una protezione, perché in questo caso lasciamo che il flusso scorra senza restrizioni. È una scelta militante che mira alla sensibilizzazione! In effetti è difficile immaginarsi di lasciar colare il sangue dappertutto mentre andiamo in giro!

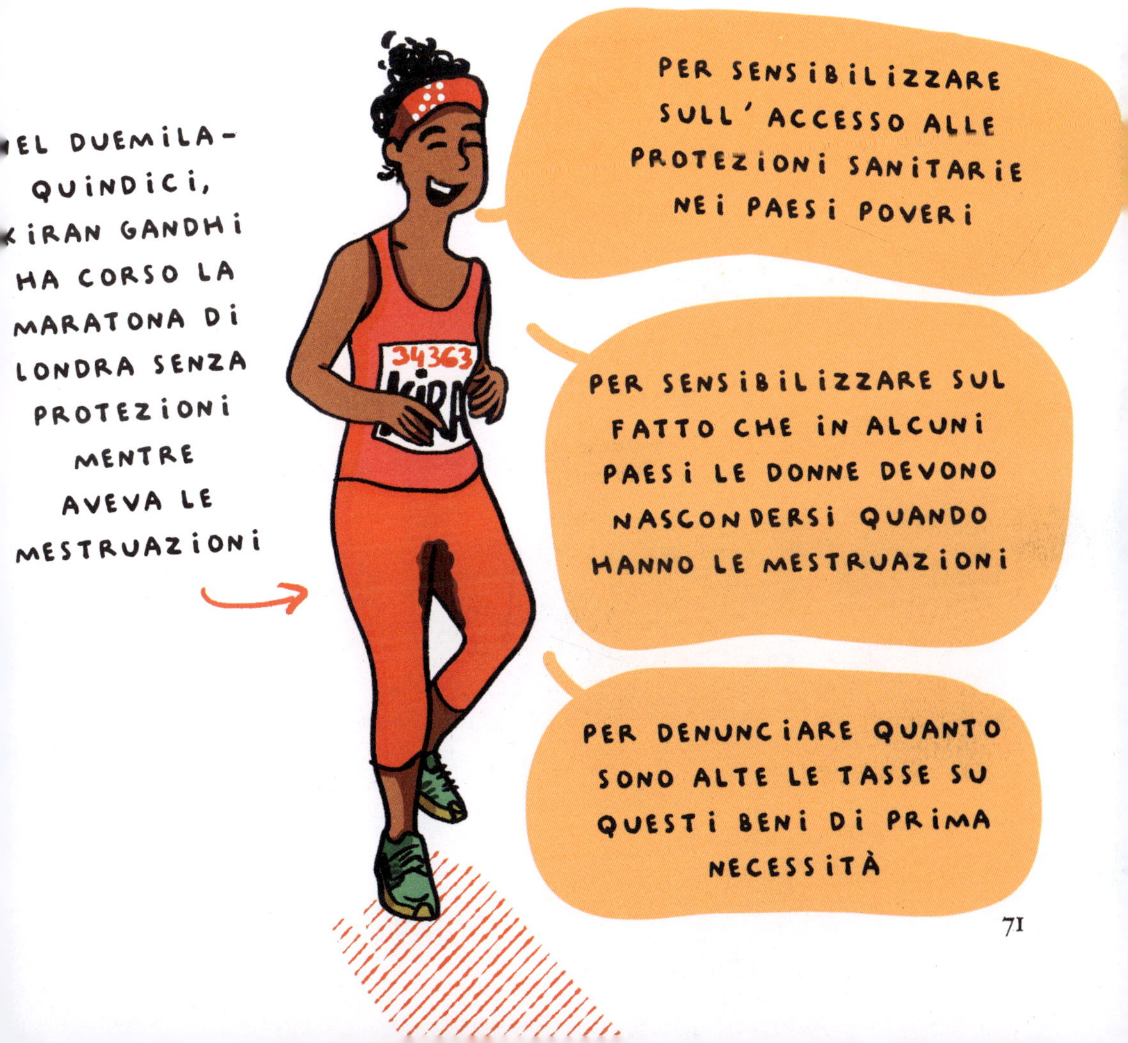
EL DUEMILA-QUINDICI, IRAN GANDHI HA CORSO LA MARATONA DI LONDRA SENZA PROTEZIONI MENTRE AVEVA LE MESTRUAZIONI
34363
MIRA
PER SENSIBILIZZARE SULL'ACCESSO ALLE PROTEZIONI SANITARIE NEI PAESI POVERI
PER SENSIBILIZZARE SUL FATTO CHE IN ALCUNI PAESI LE DONNE DEVONO NASCONDERSI QUANDO HANNO LE MESTRUAZIONI
PER DENUNCIARE QUANTO SONO ALTE LE TASSE SU QUESTI BENI DI PRIMA NECESSITÀ

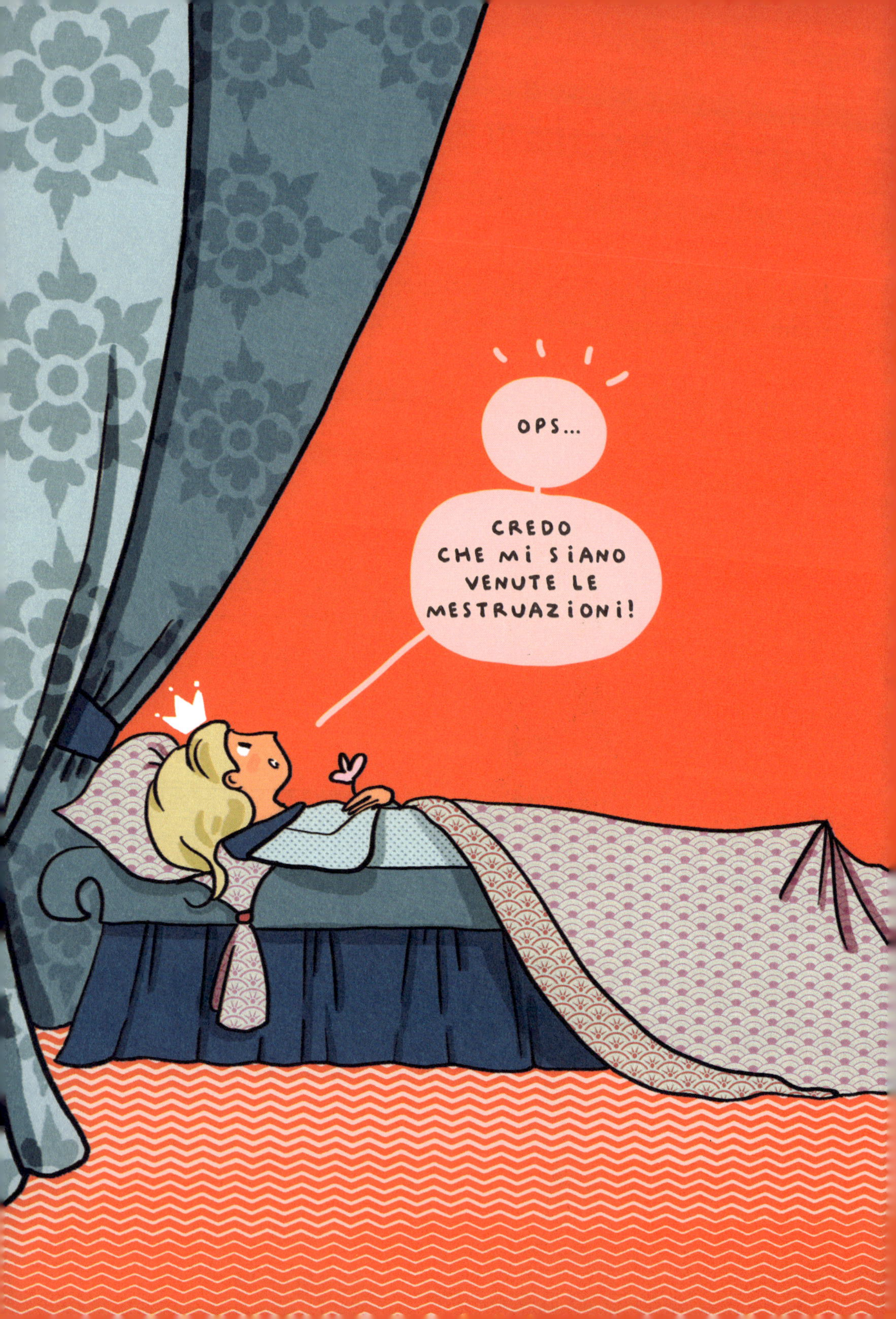
OPS...
CREDO CHE MI SIANO VENUTE LE MESTRUAZIONI!

# Le mestruazioni e altre questioni

# Sto troppo male!

## Ecco il segnale d'allarme:

Se il tuo dolore resiste a un banale analgesico come il paracetamolo e t'impedisce di portare avanti tranquillamente le tue attività quotidiane (non riesci ad alzarti, a lavorare, a fare la spesa, a fare sport, a vedere amici e amiche, ecc.), devi assolutamente farti visitare.

La o il professionista della salute effettuerà una valutazione al fine di assicurarsi che tu non soffra di qualche patologia. Stai tranquilla, il dolore non è necessariamente segno di un problema di salute. Ma per esserne sicura, è importante fare una visita.

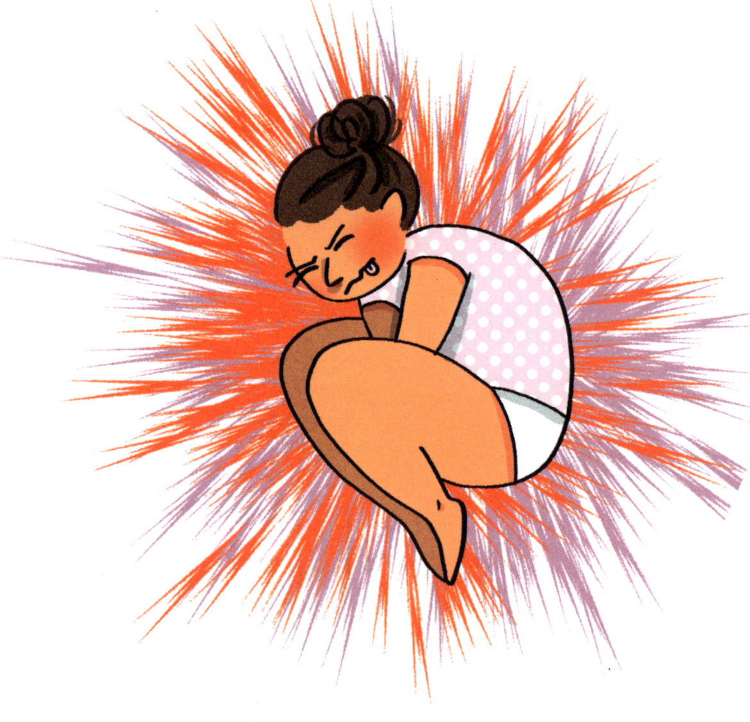

## Cos'è che può far male?

- Un eccesso di prostaglandine. In questo caso, ti saranno prescritti dei medicinali antinfiammatori che di norma faranno cessare il dolore.
- L'endometriosi.
- Un'infezione.
- Degli squilibri ormonali.
- Un'anomalia congenita.
- ...

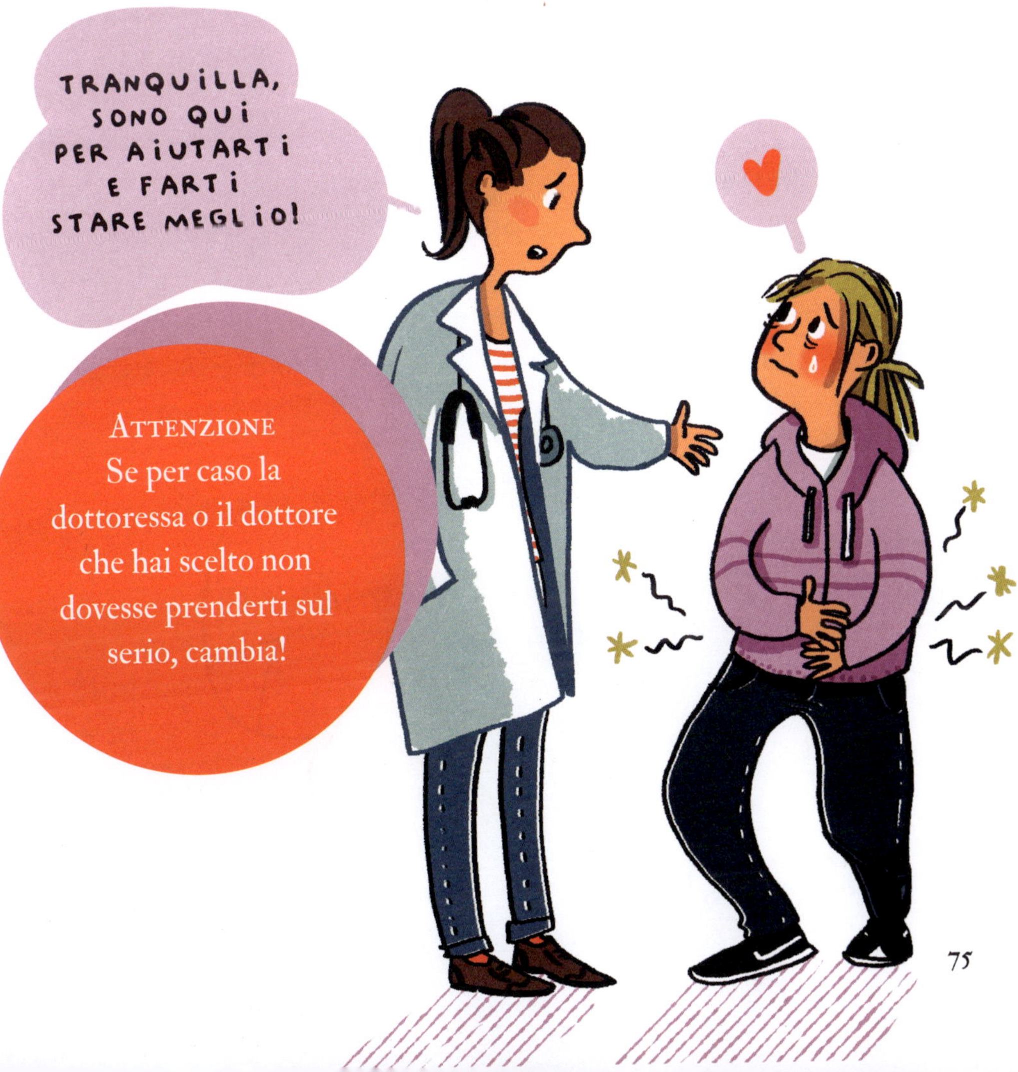


**Attenzione**
Se per caso la dottoressa o il dottore che hai scelto non dovesse prenderti sul serio, cambia!

# Focus sull'endometriosi

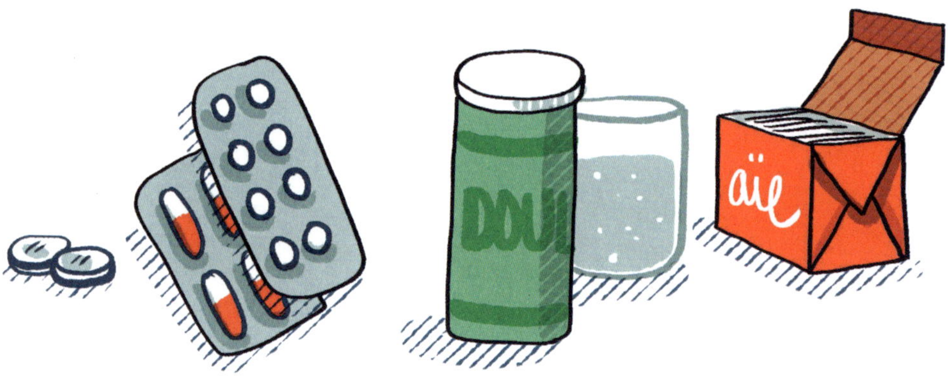


Questa patologia affligge circa il 10% delle donne, e il 40% delle donne che hanno dolori pelvici durante le mestruazioni! Sono numeri altissimi!

Ci vogliono in media 7 anni per arrivare a una diagnosi, e per questo è importante cambiare medico se ogni volta che poni il problema ti viene risposto «è normale provare dolore durante le mestruazioni».

Questi dolori mestruali invalidanti possono accompagnarsi a dolori nei giorni precedenti e successivi, disturbi del transito intestinale o della vescica e dolore durante i rapporti sessuali.

Non esiste una vera e propria cura, ma ci sono medicine che possono esserti prescritte al fine di interrompere le mestruazioni e altre per provare a far cessare il dolore.

Se ne sei afflitta o pensi di esserlo, rivolgiti ad associazioni di pazienti: ti saranno di grande aiuto. L'*Associazione Italiana Endometriosi*, l'*Associazione Endometriosi FVG*, l'*Associazione Progetto Endometriosi*, l'*Associazione Endometriosi Arianne*, l'*Associazione Italiana Dolore Pelvico ed Endometriosi*...

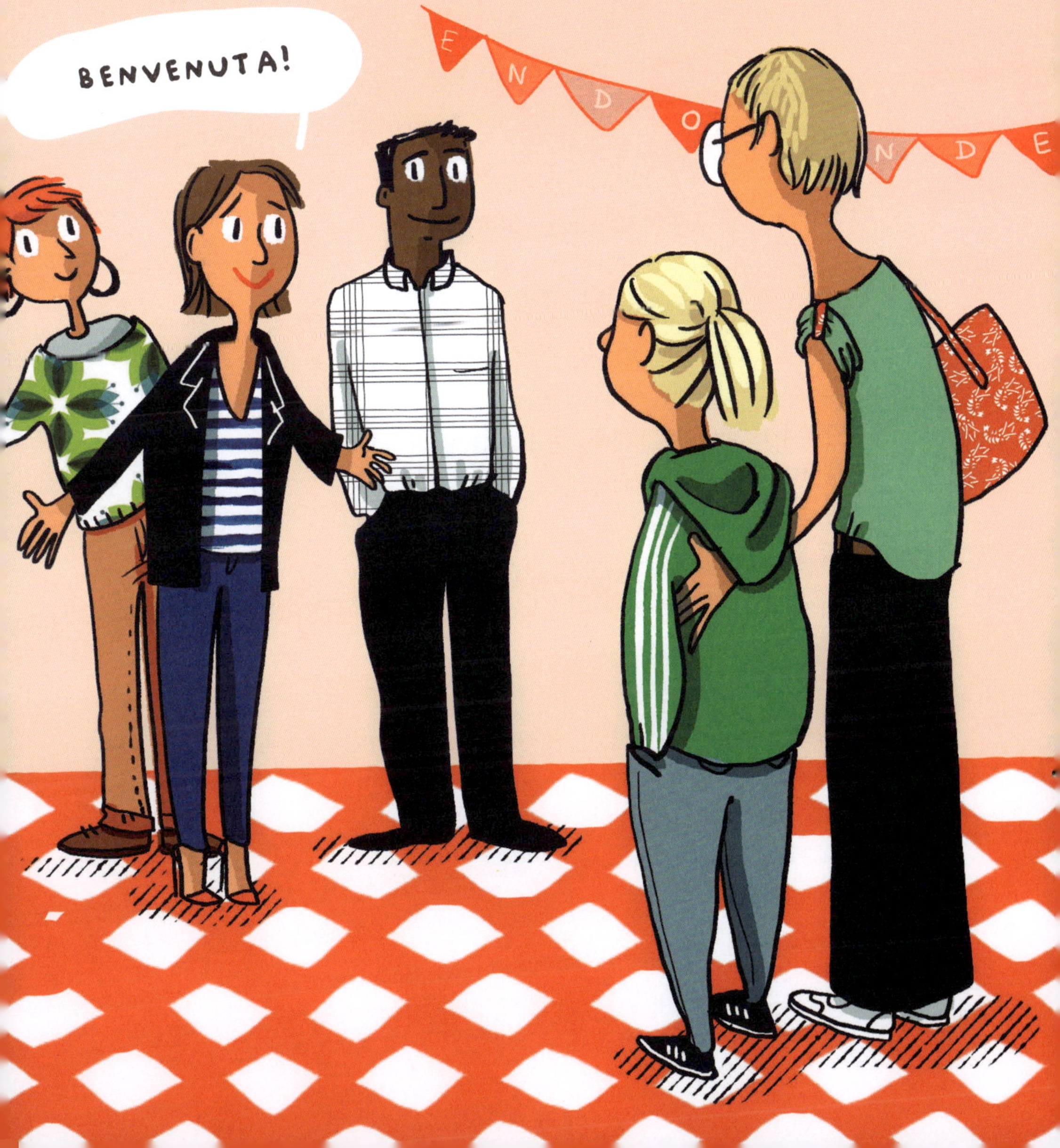

# Sanguino troppo

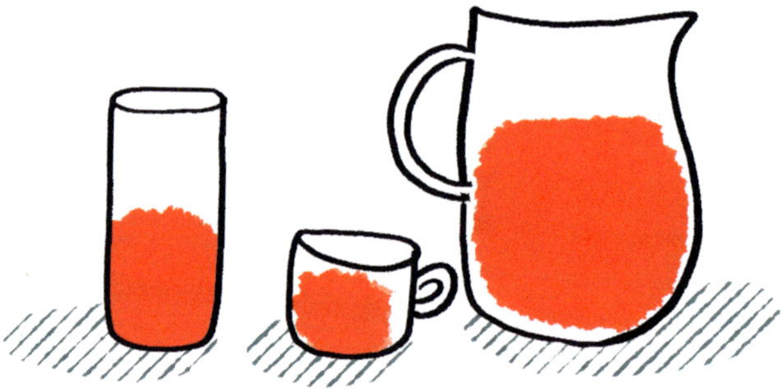

## Prima di tutto devi assicurarti di sanguinare «troppo»

- Devi cambiare le tue protezioni ogni due ore o ogni ora?
- Perdi sangue per più di sette giorni?
- Hai le mestruazioni troppo frequentemente (per esempio ogni tre settimane)?

In questi casi è bene farsi visitare e fare una valutazione per sapere perché sanguini (cisti, fibromi, disturbi della coagulazione o ormonali ecc.) e se malgrado ciò hai comunque riserve di ferro a sufficienza.
Spesso, per fortuna, non c'è nessuno di questi problemi, e questo è un bene!

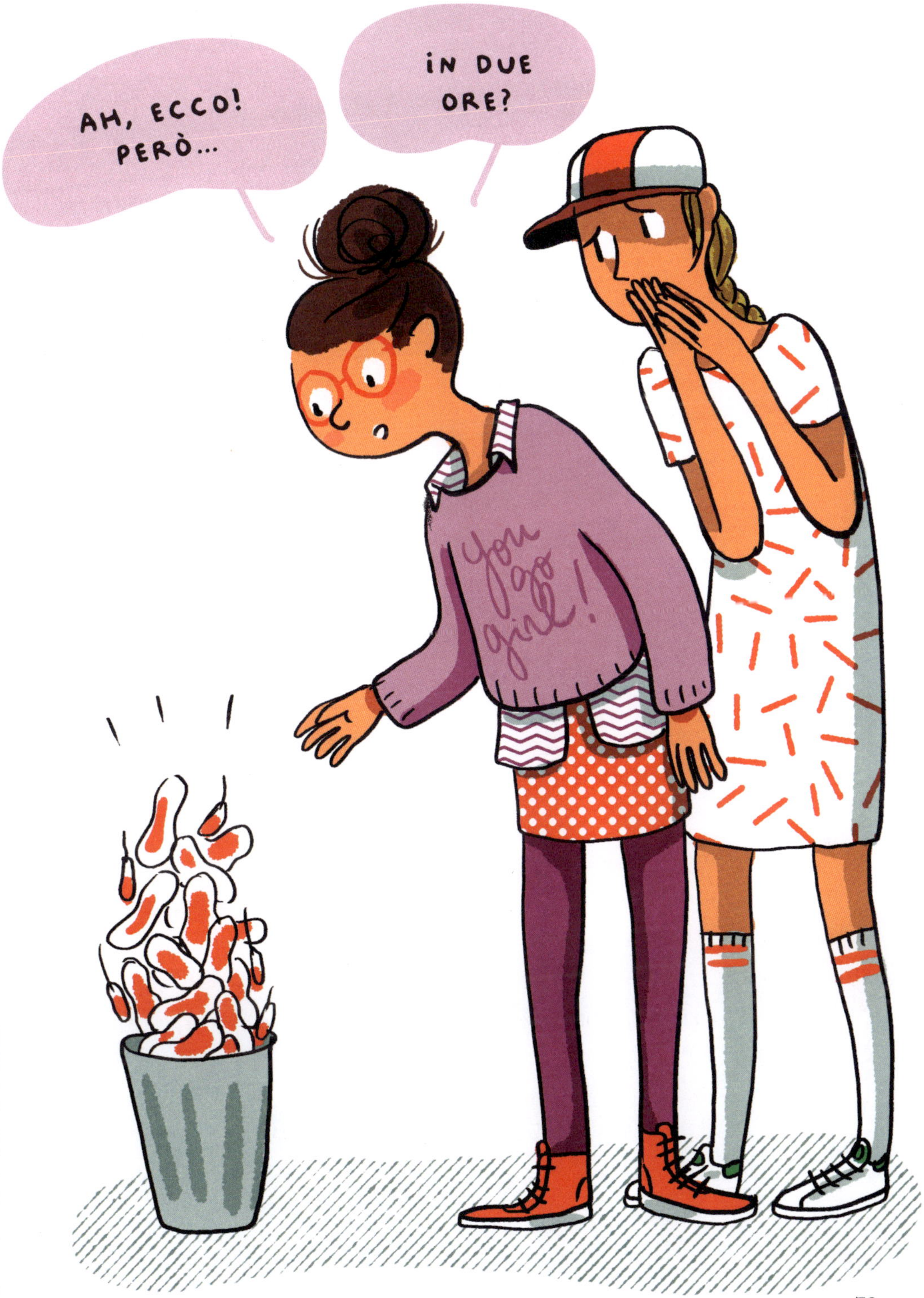
AH, ECCO! PERÒ...
IN DUE ORE?
You go girl!

# Il sangue ha un colore strano!

**Il colore del flusso mestruale può essere:**

- Rosa: in particolare all'inizio delle mestruazioni, o quando è mischiato a secrezioni cervicali o vaginali.
- Rosso vivo: nel corso delle mestruazioni.
- Rosso scuro: nel corso delle mestruazioni.
- Marrone: all'inizio o alla fine delle mestruazioni.
- Nero: all'inizio o alla fine delle mestruazioni.
- Grigio: attenzione a questo colore, che segnala spesso un'infezione; rivolgiti a un(a) professionista della salute. *Don't panic*, si cura facilmente!

Qualunque sia il colore, se è associato a febbre e/o odori insolitamente forti, è meglio farti visitare subito!

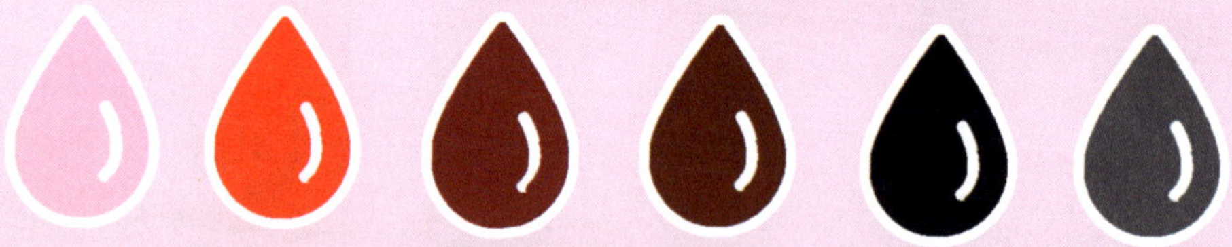

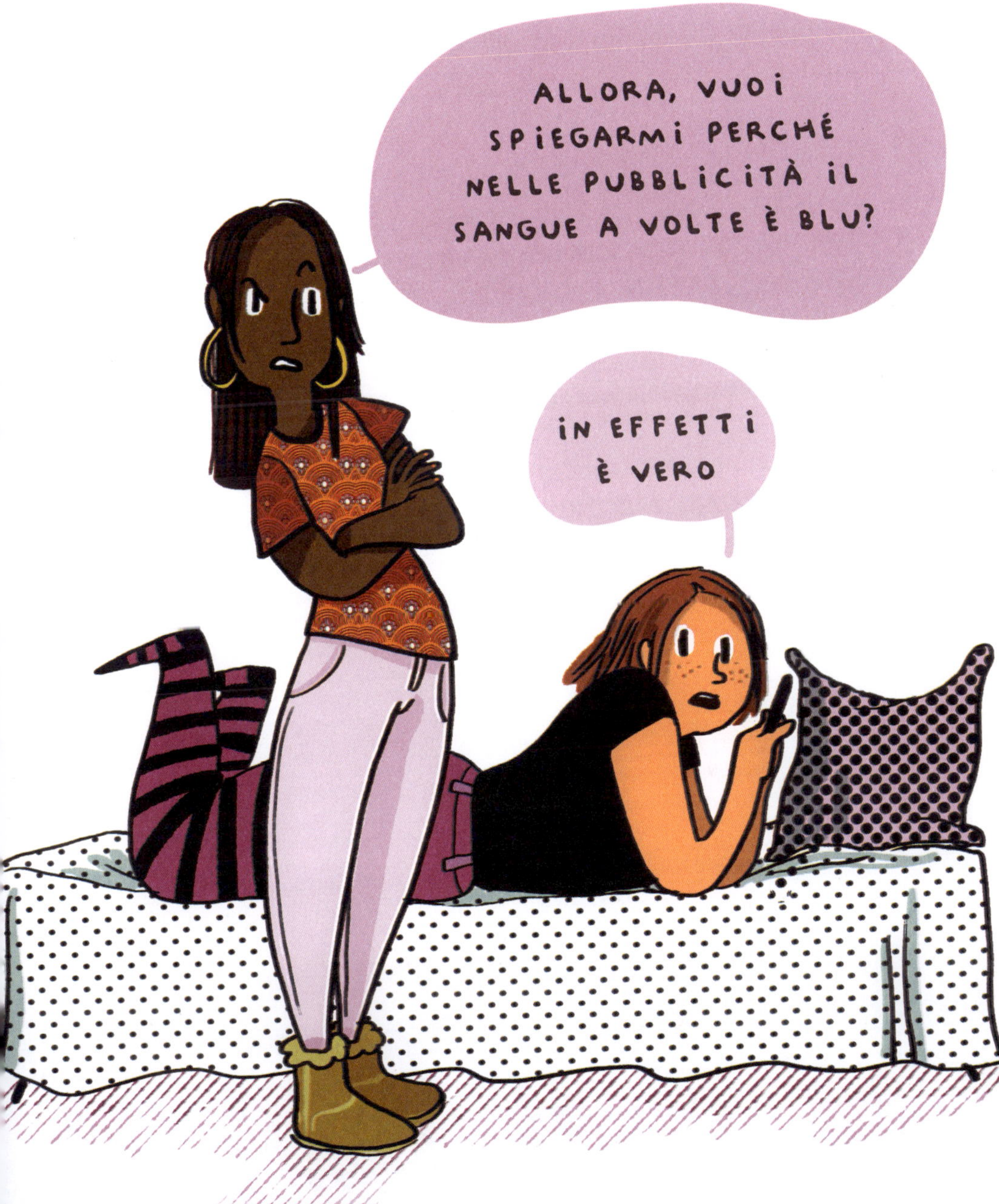
ALLORA, VUOI SPIEGARMI PERCHÉ NELLE PUBBLICITÀ IL SANGUE A VOLTE È BLU?
IN EFFETTI È VERO

# Ci sono dei grumi nel mio sangue

## QUELLI CHE VENGONO CHIAMATI GRUMI DI SANGUE, SONO FRAMMENTI DI ENDOMETRIO

L'endometrio è lo strato più superficiale dell'utero. È questo strato che viene espulso durante le mestruazioni. Possiamo ritrovarcelo sull'assorbente, sentirlo cadere nel water, vederlo nella coppetta ecc.! All'inizio ti sembrerà un po' strano, ma si finisce per abituarsi.

Ascolta bene: se perdi dei grumi molto grandi, chiaramente fatti visitare!

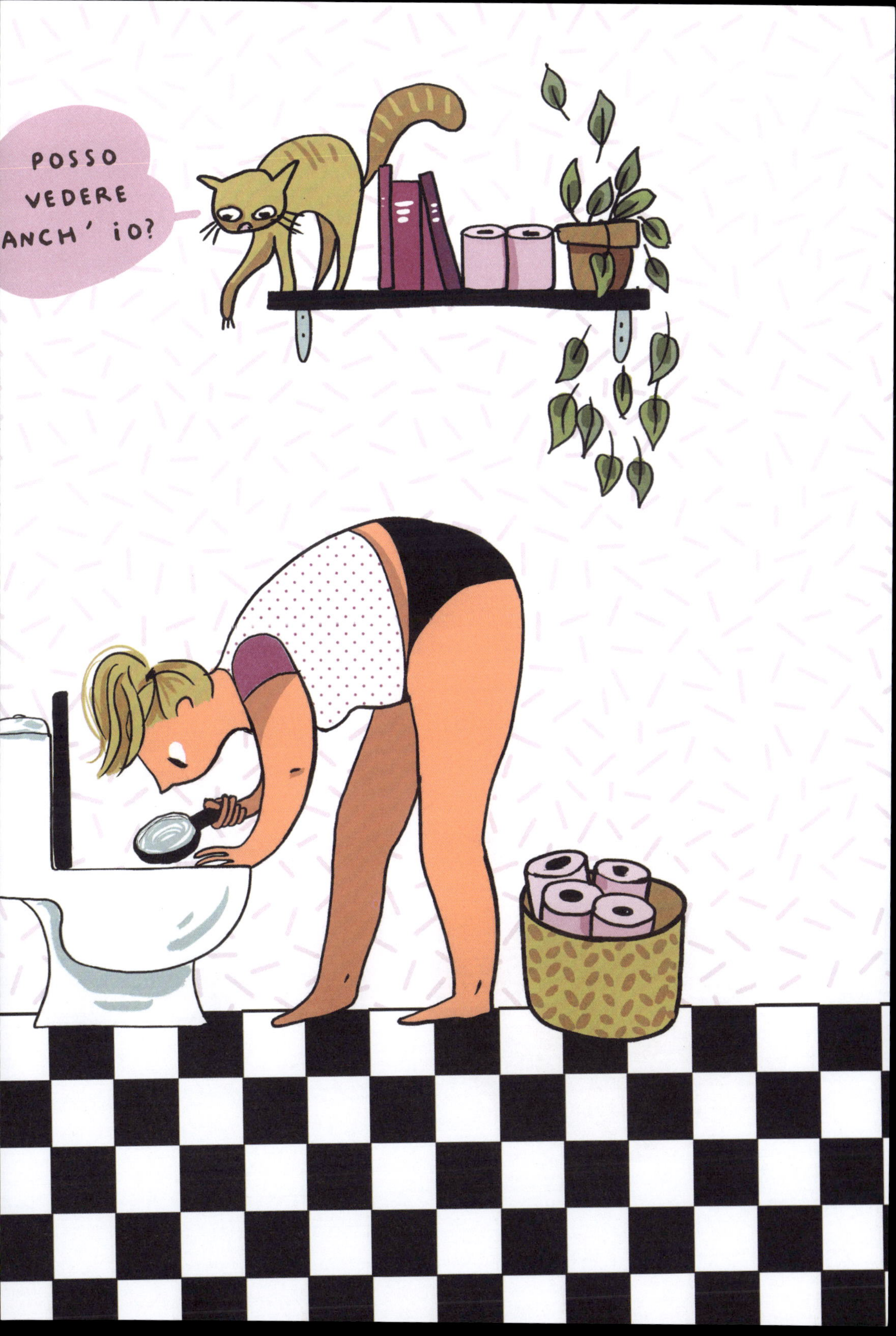
POSSO VEDERE ANCH' IO?

# Le mestruazioni sono in ritardo, sono incinta?

Un ritardo nelle mestruazioni, se hai avuto relazioni intime con qualcuno, può in effetti essere segno che sei incinta. In questo caso, vai in farmacia a comprare un test di gravidanza (non serve la ricetta).
Attenzione, segui bene le istruzioni per l'uso e non farlo troppo presto (l'ideale è dopo due giorni di ritardo). Puoi consultare un(a) professionista della salute per farti prescrivere un test di gravidanza in laboratorio. Dopo due giorni, se le mestruazioni non sono ancora arrivate, devi eseguire nuovamente il test.

**Buono a sapersi**
Puoi anche chiedere all'infermeria della scuola o in un consultorio. Se un test costa più degli altri, non significa che è più efficace!

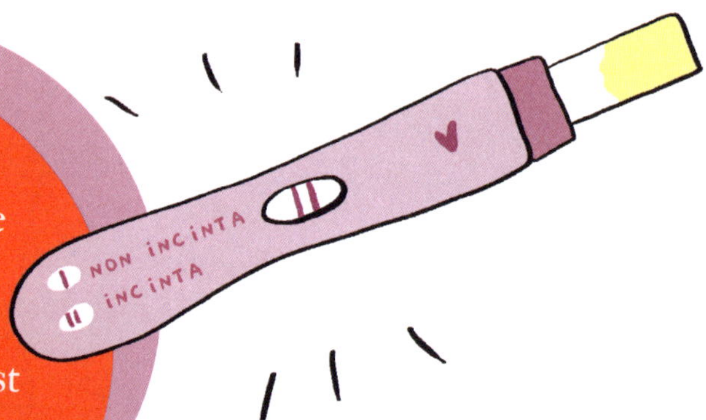

Può anche succedere che tu abbia un ritardo a causa di uno sfasamento dell'ovulazione, che può essere dovuto a:

- Se hai perso o preso peso in modo significativo.
- Lo stress.
- Una fatica intensa.
- Un problema di salute.
- Ecc.

Se succede spesso, e sei preoccupata, consulta un(a) professionista della salute.

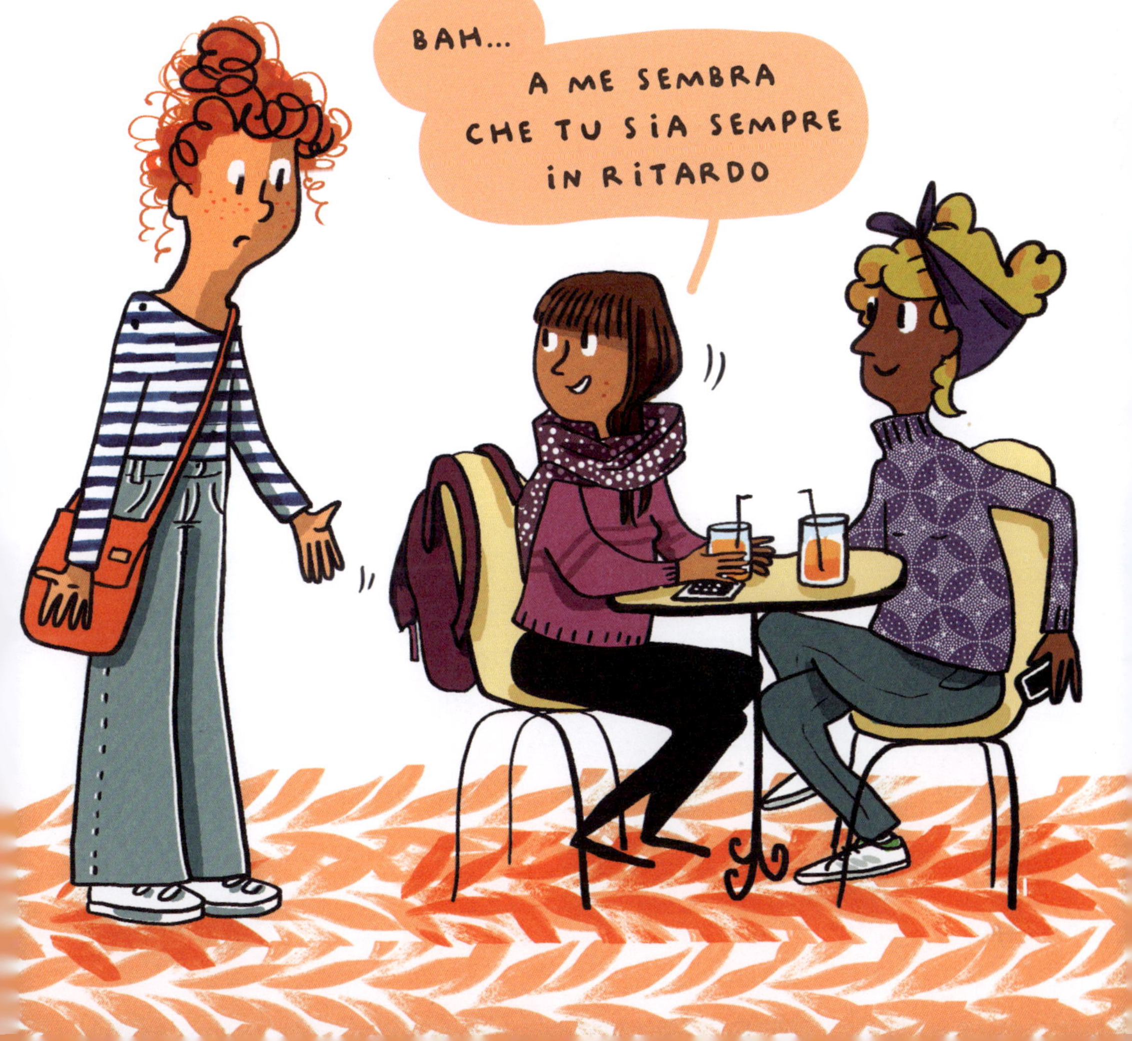

# Hanno un cattivo odore

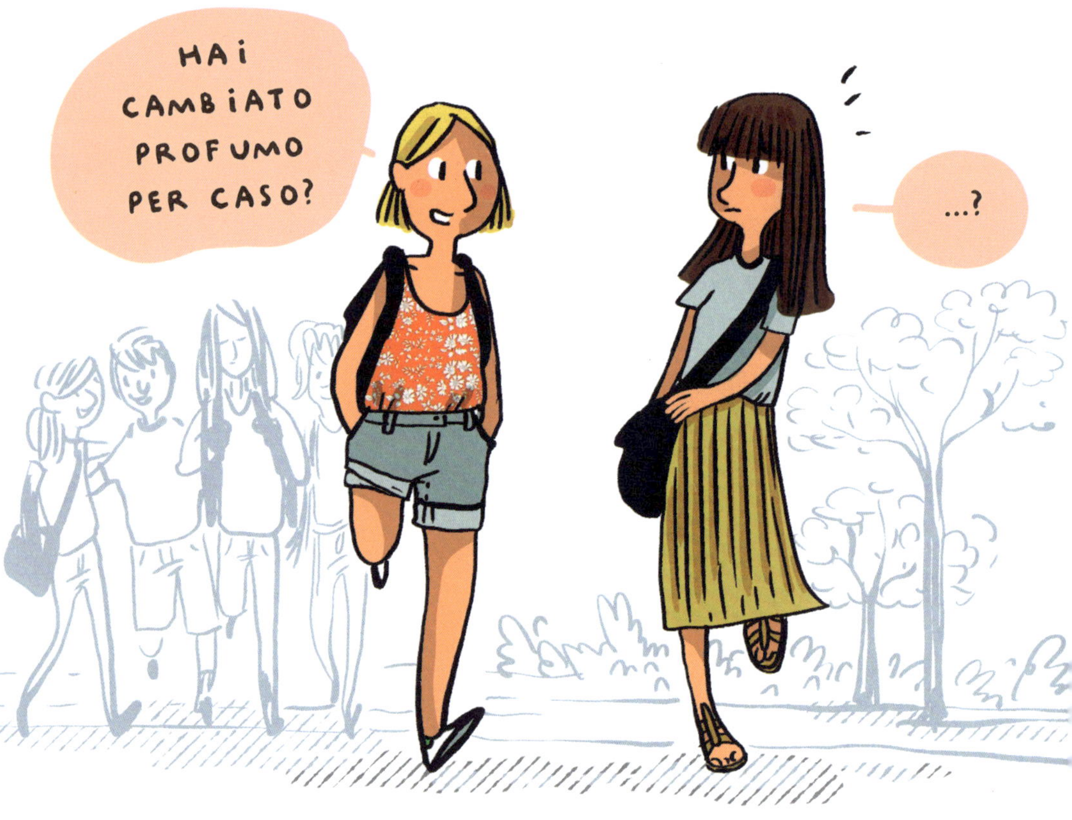


Il problema con il «cattivo odore» è che ogni persona ha un giudizio diverso. Prendiamo l'odore di un pezzo di carne cotta, per esempio. È un odore un po' forte che alcuni adorano e altri detestano. Per la storia dell'odore delle mestruazioni, vale un po' lo stesso principio. Io non trovo che abbiano un cattivo odore.

**Comunque, ci sono due elementi che possono rendere l'odore davvero cattivo:**

1) Le protezioni sanitarie stesse: succede soprattutto con alcuni assorbenti usa e getta o assorbenti interni. In quel caso, non esitare a cambiare marca!

2) E fai attenzione a volte! Un odore nauseabondo, molto forte, di pesce marcio (o qualcosa di simile), che non è abituale, può essere segno di un'infezione, che bisogna curare assolutamente. In questo caso, prenota una visita.

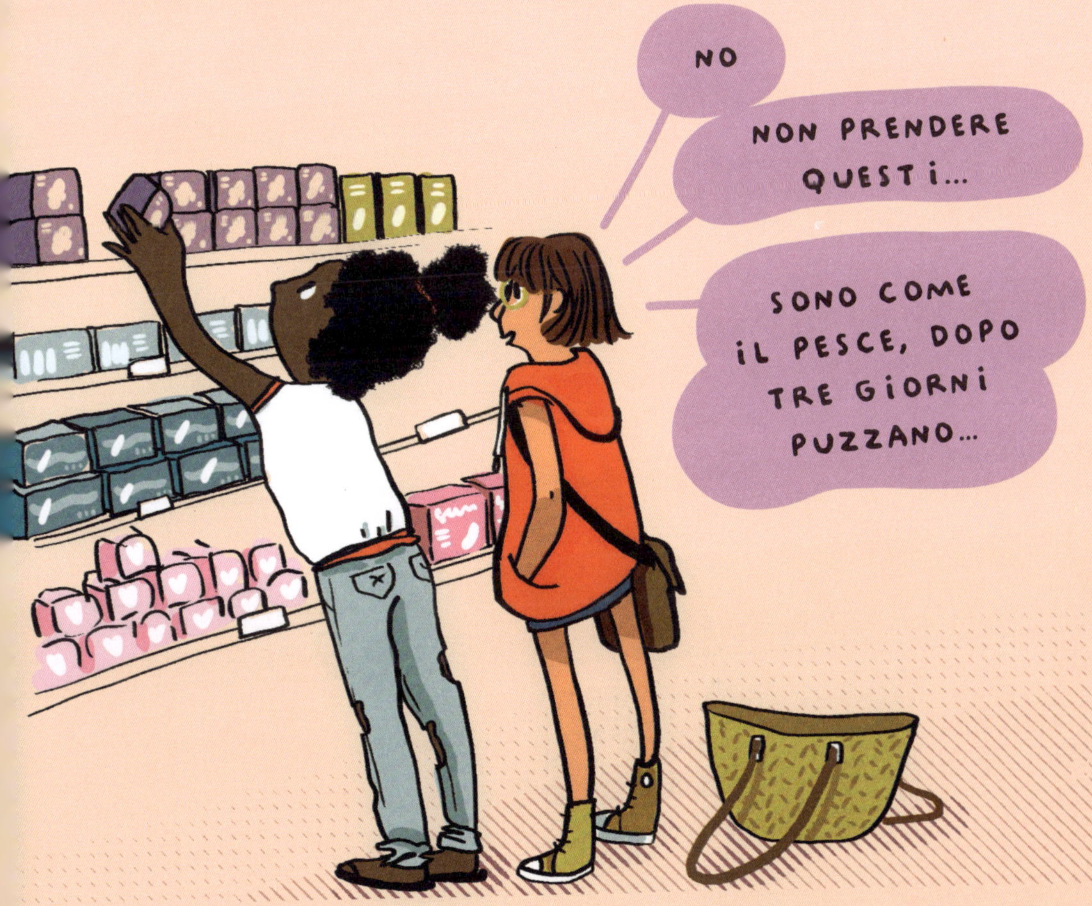
NO
NON PRENDERE QUESTI...
SONO COME IL PESCE, DOPO TRE GIORNI PUZZANO...

# Non ho più le mestruazioni!

## Questa condizione si chiama amenorrea

Perché si verifica?

- Una gravidanza.
- Un'alimentazione insufficiente.
- Un'attività sportiva molto molto intensa.
- Alcuni contraccettivi o medicine.
- Dei problemi di salute.
- Degli avvenimenti importanti.
- Dei problemi ginecologici.
- Ecc.

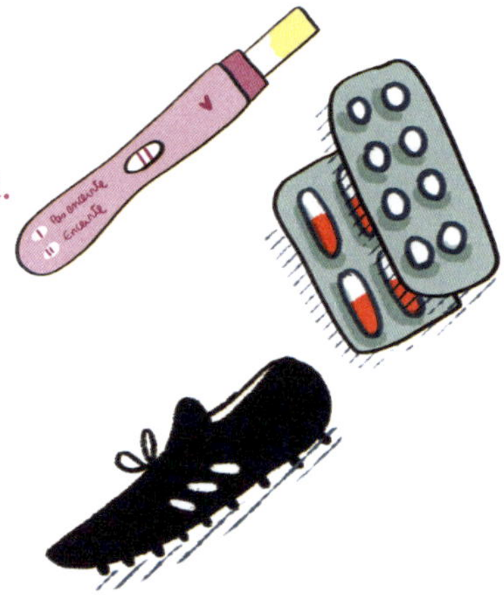

Se l'assenza di mestruazioni perdura nel tempo (più di due mesi), è necessario farsi visitare per determinarne l'origine.

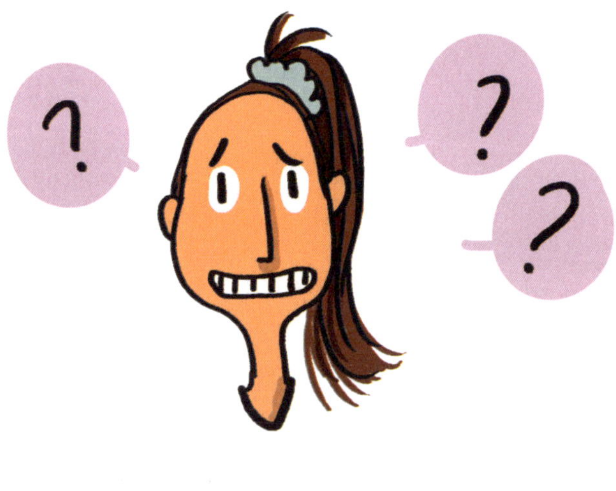

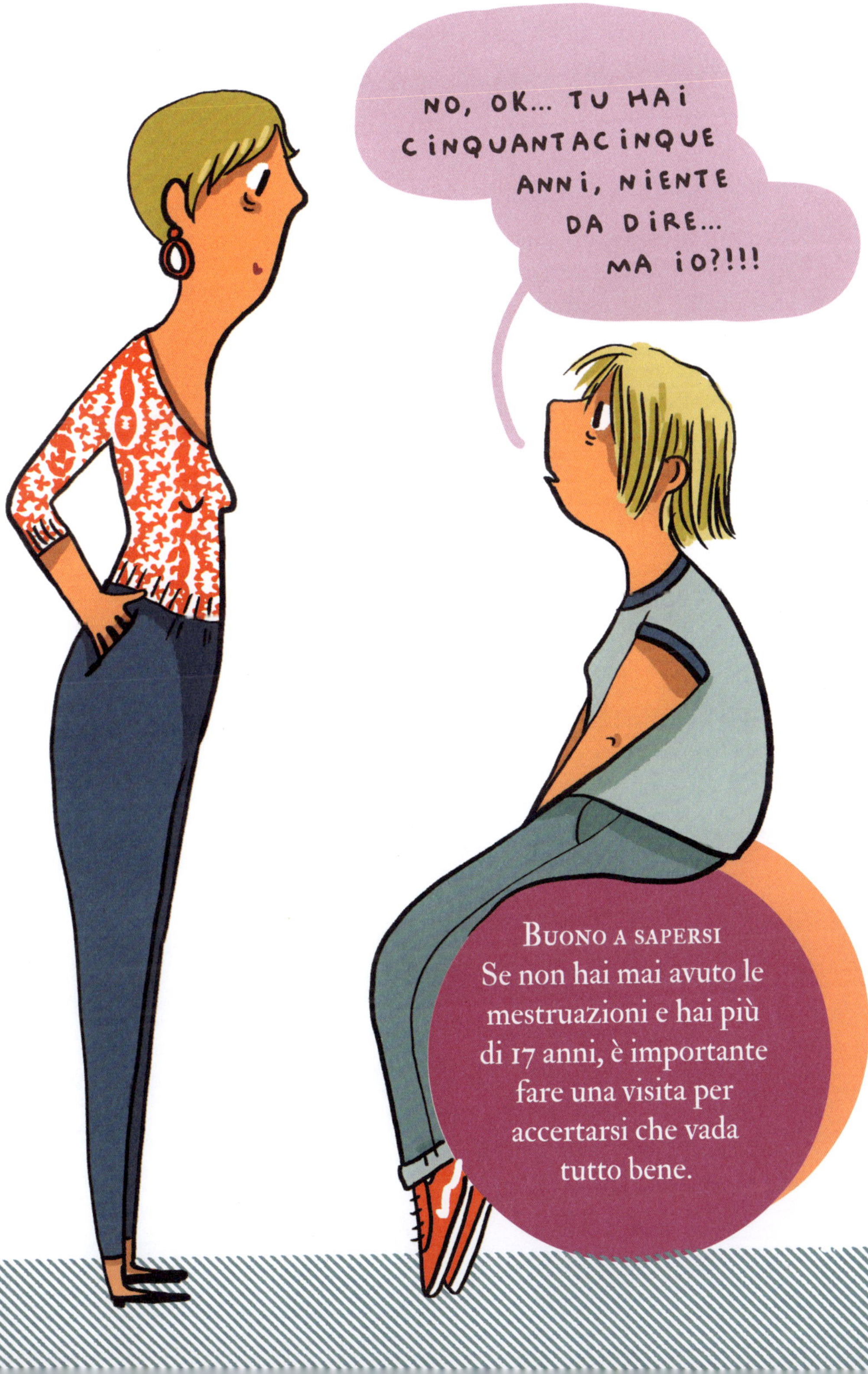
NO, OK… TU HAI CINQUANTACINQUE ANNI, NIENTE DA DIRE… MA IO?!!!

**BUONO A SAPERSI**
Se non hai mai avuto le mestruazioni e hai più di 17 anni, è importante fare una visita per accertarsi che vada tutto bene.

# La sindrome da shock tossico

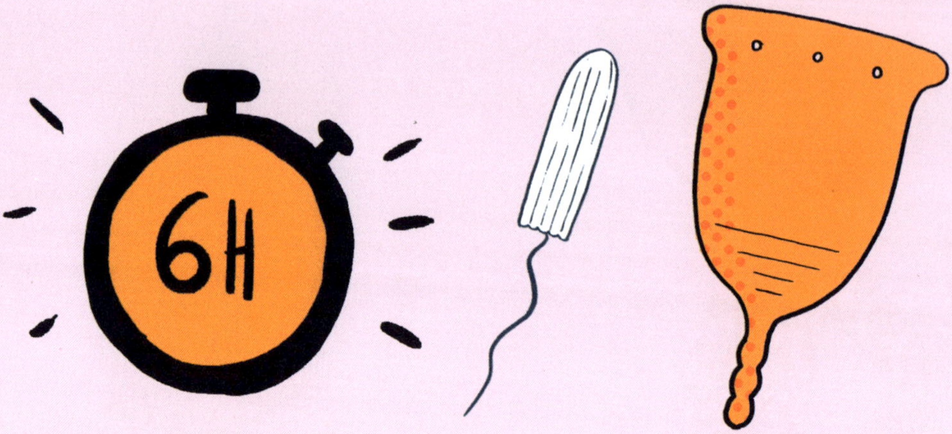


## Su Instagram ho visto una donna che è stata amputata per colpa di questa sindrome...

Purtroppo non è un'intossicazione! È quella che viene definita sindrome da shock tossico legata alle mestruazioni. Vi rassicuro subito, è incredibilmente rara (alcune decine di casi all'anno). E poi c'è un'ottima notizia: si può EVITARE.

Che cos'è? È uno shock tossico legato a un'infezione.
Come evitarla? Non bisogna mai tenere un assorbente interno o una coppetta per più di 6 ore di fila. Il che è sempre scritto sulle istruzioni per l'uso.

Quando hai le mestruazioni, stai attenta a questi sintomi:
- Febbre alta (38,9°C o più).
- Vomito.
- Sensazione di malessere e cefalea.
- Diarrea.
- Eruzione cutanea simile a un colpo di sole.
- Dolori muscolari.

In questo caso devi rimuovere il dispositivo vaginale e recarti rapidamente al pronto soccorso portando con te l'assorbente o la coppetta che ti sei tolta.

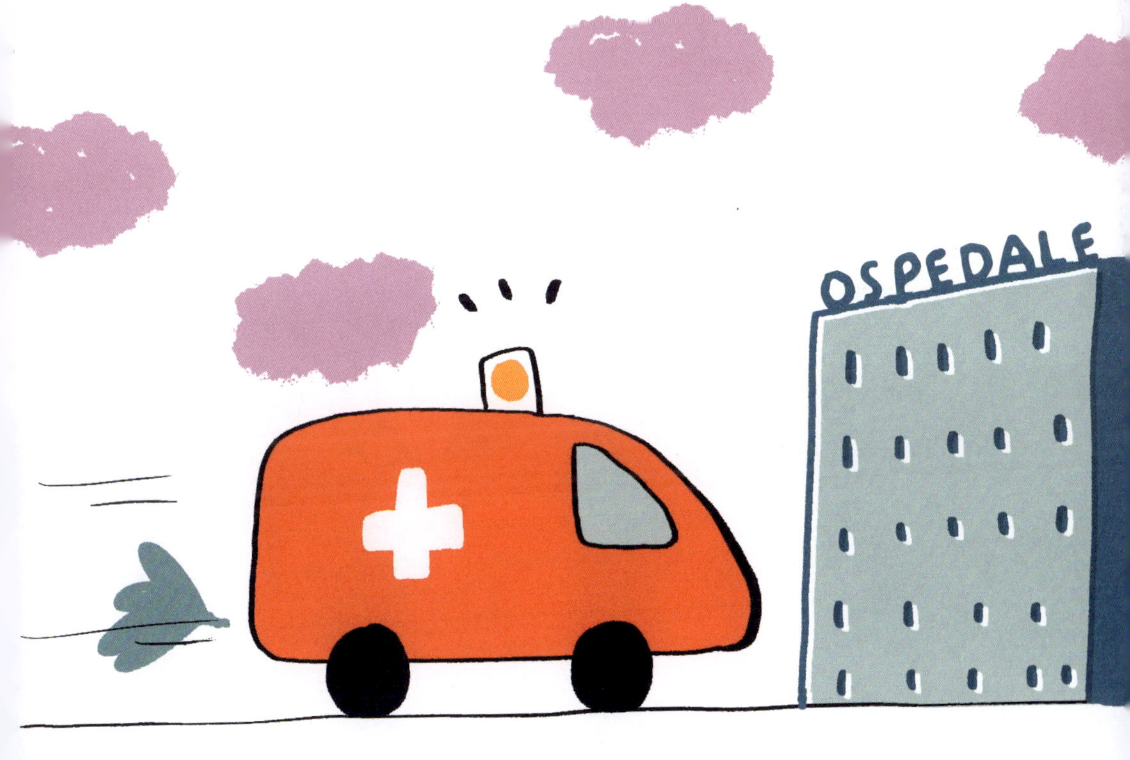

# A chi ci si può rivolgere se si sta male?

**... O QUANDO SI STA BENE MA SI VUOLE SAPERE SE STIAMO VERAMENTE BENE, O QUANDO ABBIAMO DELLE DOMANDE DA PORRE?**

Puoi venire a trovarci per farci delle domande, parlare di un problema particolare o quello che vuoi! Saremo felici di vederti!

Tre possibilità: un'ostetrica, un medico di base o un(a) professionista di ginecologia.

Dove trovarli?

- In una clinica in città.
- Nei centri giovanili.
- In ospedale.
- Nei consultori (gratuiti).
- Nelle case della salute.

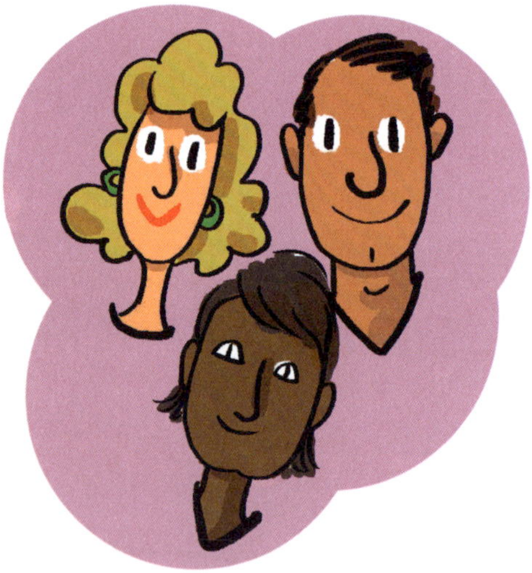

Non sentirti in imbarazzo a chiedere la tariffa quando prendi appuntamento, o chiama per conoscerla prima, perché i costi delle visite possono essere molto elevati (spesso sono nettamente più economiche se le fai dalle ostetriche).

## Cosa sapere prima di andare:

- Tutto ciò che viene detto è CONFIDENZIALE.
- La o il professionista della salute ti deve chiedere se sei d'accordo prima di fare qualsiasi cosa (deve avere il tuo consenso).
- Hai diritto di essere informata (e quindi di ottenere spiegazioni comprensibili) e di essere ascoltata senza giudizio (pensieri o riflessioni sul tuo stile di vita o il tuo comportamento).
- Non devi esitare a cambiare professionista finché non trovi la persona giusta, non restare con qualcuno che non ti piace, che ti mette a disagio o che si rifiuta di ascoltare ciò che hai da dire.
- Durante la visita l'esame medico non è sempre necessario.

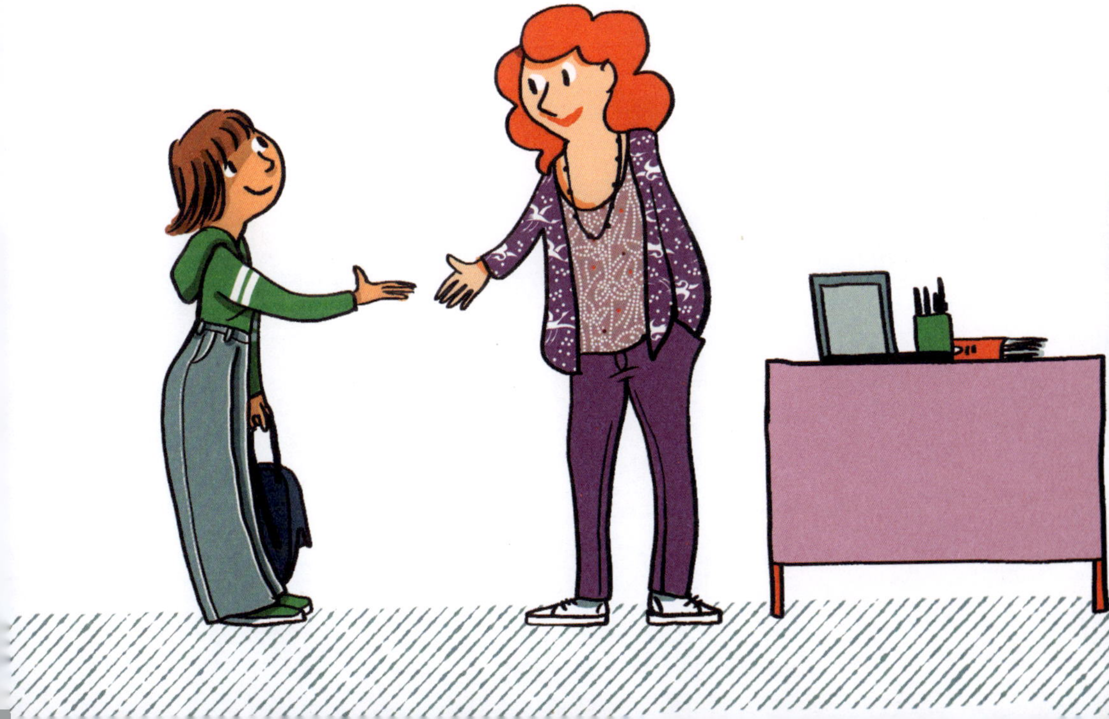

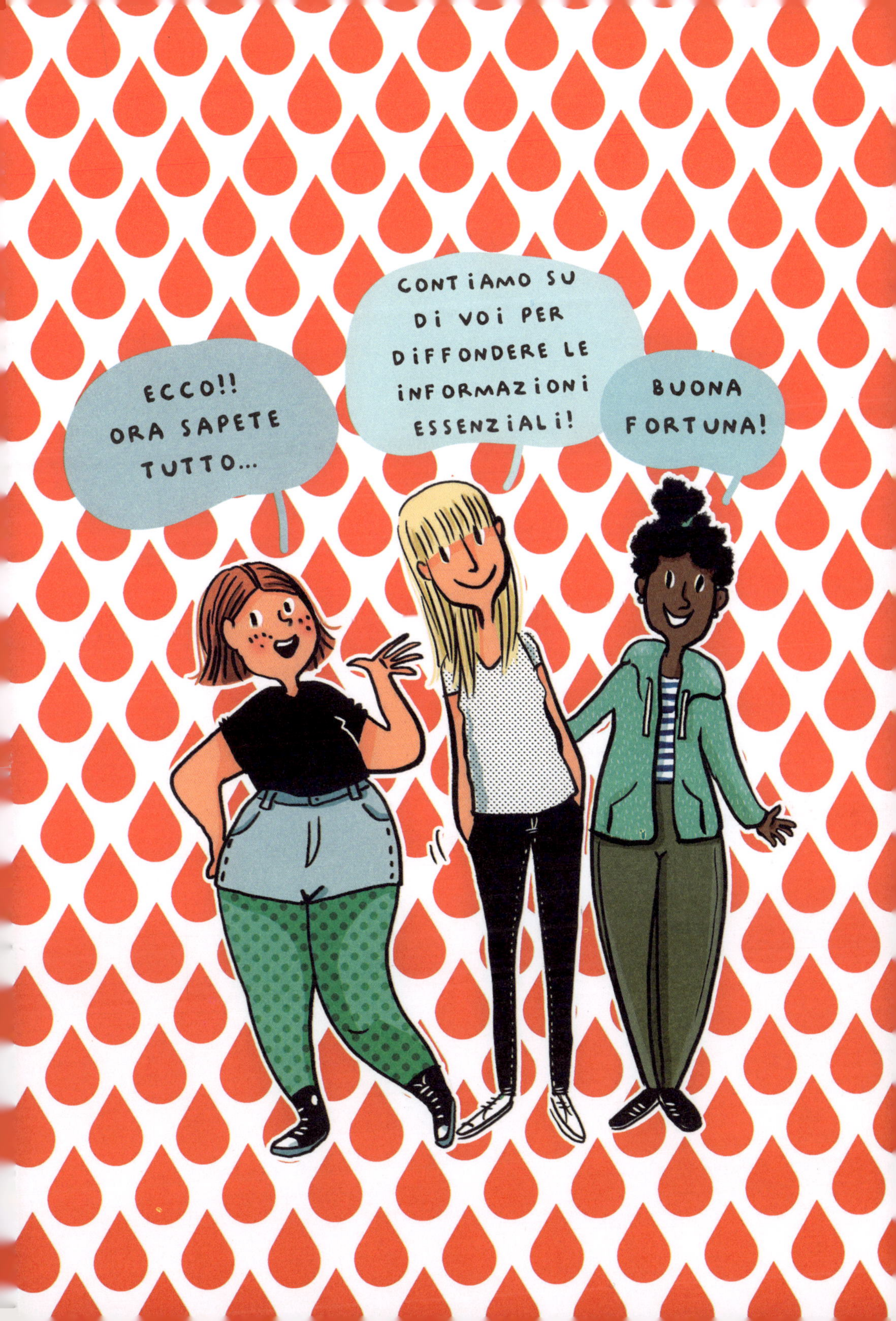
ECCO!! ORA SAPETE TUTTO...
CONTIAMO SU DI VOI PER DIFFONDERE LE INFORMAZIONI ESSENZIALI!
BUONA FORTUNA!

Stampa: Print On Web - Isola di Liri (FR)
Luglio 2022